COUP-D'OEIL

SUR

LA MIGRAINE.

COUP-D'OEIL

SUR

LA MIGRAINE.

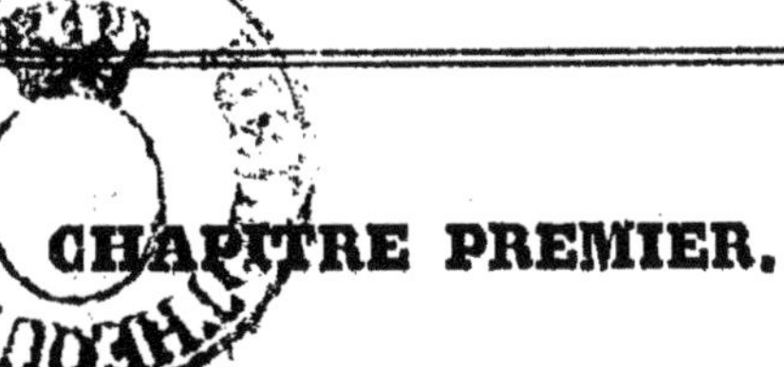

CHAPITRE PREMIER.

Considérations générales, historique de la migraine.

L'AFFECTION à laquelle on a donné le nom de *migraine* a été confondue avec tant de maladies différentes, elle résulte d'une réunion de symptômes quelquefois si variés, elle provient de causes souvent si diverses et si mal précisées, qu'il serait impossible de donner *à priori* une définition exacte de la migraine. Il faudrait, pour qu'elle pût être tout-à-fait juste, énumérer ses différentes espèces et leurs nombreux symptômes, et ce ne serait plus là définir; plus tard, lorsque nous nous entendrons bien sur ce que l'on doit appeler migraine, lorsque j'en aurai décrit et analysé tous les symptômes, peut-être

A

MON BON ET RESPECTABLE AMI

Monsieur Charles Houel,

OFFICIER

DE L'ORDRE ROYAL DE LA LÉGION-D'HONNEUR, &c.

J. P. PELLETAN.

IMPRIMERIE DE Ve THUAU,
RUE DU CLOÎTRE SAINT-BENOÎT, N° 4.

COUP-D'OEIL

SUR

LA MIGRAINE

ET

SES DIVERS TRAITEMENS;

Par J. P. PELLETAN,

DOCTEUR EN MÉDECINE DE LA FACULTÉ DE PARIS.

.... Quæque ipse miserrima vidi,
Et quorum pars magna fui......

PARIS,

LIBRAIRIE MÉDICALE ET SCIENTIFIQUE

DE DEVILLE CAVELLIN,

ANCIENNE MAISON GABON,

10, RUE DE L'ÉCOLE-DE-MÉDECINE.

CHEZ L'AUTEUR, 6, RUE DES BEAUX-ARTS.

1832.

sera-t-il possible d'en présenter un résumé court et exact, en un mot, de la définir.

Le nom de migraine, en latin *hemicrania*, vient de deux mots grecs, ημισυ, ημι, moitié, κρανιον, crâne, et peut être traduit librement en saisissant le sens qu'a voulu y mettre l'auteur de ce mot plutôt que le sens littéral, *douleur qui affecte la moitié du crâne.*

Sous tous les points de vue, cette dénomination est inexacte et impropre. En effet, 1° Il existe une infinité de douleurs n'affectant qu'un seul côté du crâne et qui ne sont pas des migraines ; telles sont, par exemple, les douleurs rhumatismales, les douleurs nerveuses ou contusives, celles qui résultent d'une affection locale des parties de la tête, etc. 2° La migraine ne se borne pas toujours à envahir le côté droit ou le côté gauche, mais le front, les deux tempes, l'occiput, toute la partie supérieure et même quelquefois toute la totalité du crâne. 3° Enfin elle peut avoir un siége beaucoup plus circonscrit et n'occuper que les arcades sourcilières, l'orbite et les environs de la racine du nez. Cependant il importerait assez peu que le nom de migraine fût tout-à-fait impropre, pourvu qu'on s'entendît bien sur l'élat morbide qu'il signifie ; mais malheureusement le vague qui existait dans le mot s'est étendu à l'affection qu'il devait désigner ; c'est principalement pour élaguer les maladies qui ont été à tort comprises sous cette dénomination, et pour bien préciser celles qui doivent y être désormais conservées, que ce travail a été entrepris.

La migraine, qu'on a jusqu'à présent confondue avec les différentes espèces de céphalalgie ou de céphalée, a été cependant décrite d'une manière assez exacte par les anciens auteurs, et l'on retrouve çà et là dans leurs écrits quelques fragmens où ils en retracent la plupart des symptômes; mais aucun, ce me semble, parmi les anciens comme parmi les modernes, ne l'a envisagée sous son véritable point de vue, en l'isolant complétement de toutes les autres douleurs qui peuvent avoir leur siége dans la tête, en en faisant une maladie tout-à-fait particulière quant à ses causes, ses douleurs *sui generis*, son siége et sa nature.

Voyons en effet, en remontant dans la science, l'idée que s'en faisaient les différens auteurs qui ont écrit sur ce sujet important, et peut-être que le simple exposé des erreurs

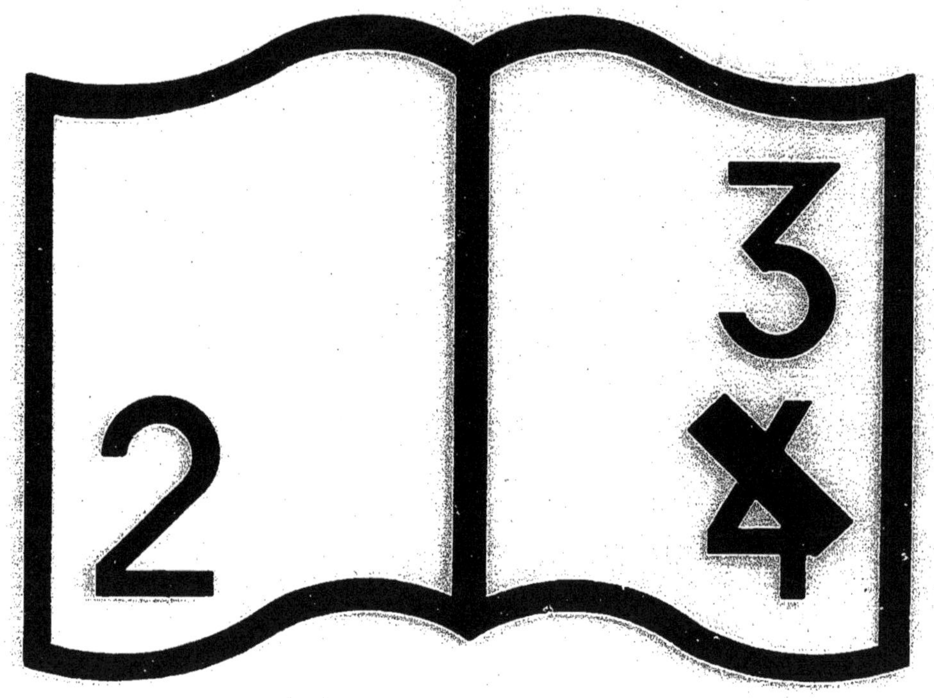

Pagination incorrecte — date incorrecte

NF Z 43-120-12

comme toutes les maladies dont il parle au reste, il l'attribue, dis-je, à la fermentation d'une certaine vapeur bilieuse se portant vers la tête *avec acrimonie* et distendant violemment les membranes du cerveau. Il est assez exact dans tout ce qui est simple description des symptômes ; mais dans ce qui se rapporte à l'explication physiologique des phénomènes qu'il dit exister dans la migraine, il est réellement très-curieux ; ainsi il explique les violentes douleurs du crâne, par la contraction des menynges (1). Il attribue le sommeil réparateur qui survient ordinairement à la fin de l'accès à une sérosité insipide qui, sécrétée par les membranes du cerveau, serait versée dans les vaisseaux de cet organe où elle porterait le calme et le soulagement, etc. Au surplus, il confond aussi avec la véritable migraine d'autres maladies qui en sont tout-à-fait distinctes. En effet, il décrit une migraine qu'il eut dans son enfance, migraine qui lui dura trente ans, et qui ne paraît être autre chose qu'une forte douleur rhumatismale ou névralgique, car il finit par dire que ce mal ne le quittait quelquefois entièrement

(1) Enveloppes du cerveau.

que dans l'été, lorsque sa tête se couvrait d'une sueur abondante, et qu'il en souffrait plus particulièrement dans les brusques changemens de température, dans les temps humides causés par des pluies abondantes, etc.

Sauvages est un des auteurs modernes qui ait le plus confondu les migraines avec d'autres affections tout-à-fait différentes. Tout en la séparant de la céphalée, parce que, dit-il, elle n'a point son siége dans le cerveau ni dans la partie du crâne qui le couvre immédiatement, il établit dix espèces de migraine qui sont autant d'affections séparées ; ainsi il admet une migraine *oculaire* causée par une lésion de l'œil, une migraine *odontalgique*, une *du sinus*, une autre *du coryza*, une *hémorrhoïdale* causée par la suppression d'un écoulement naturel ou habituel, une migraine *hystérique* à laquelle quelques auteurs ont donné depuis le nom de *clou hystérique*. Il en admet enfin quelques autres plus mal définies encore, telles qu'une migraine *purulente*, une autre *insectale* causée p les insectes, une *néphralgique*, enfin une dernière qu'il appelle *lunatique*, encore plus mal spécifiée et plus mal nommée que les autres.

Dans ces nombreuses et fastidieuses divi-

douleurs qui existent souvent, dit-il, dans le fond de l'orbite et s'étendent quelquefois jusqu'au cou. Le premier, il a noté qu'elle produisait des erreurs de vue; du reste, il ajoute aussi qu'elle est accompagnée de nausées et de vomissemens.

Alexandre de Tralles (1) est le premier qui en ait parlé d'une manière tout-à-fait distincte ; il la sépare des autres céphalalgies, et sans s'occuper nullement de sa nature, il se borne à énumérer certaines causes qui la produisent et qu'il rapporte principalement *à une humeur particulière*, *à un consensus avec l'estomac* et *à un amas de bile dans cet organe*. Il passe ensuite au traitement qui se ressentait naturellement des idées de l'époque ; mais il me semble en général avoir bien senti ce qu'on devait comprendre sous le nom de migraine; il ne l'a confondue avec aucune lésion ou affection du cerveau , et c'est dans cette voie qu'on aurait dû continuer pour éclairer cette obscure et difficile question.

Oribase (2) dit un mot de la migraine ; il la fait provenir de l'influx de vapeurs ou

(1) *De Arte medica*, lib. i, cap. xii.
(2) *De Loco affect. curat.*, lib. iv, cap. iii.

d'humeurs et même de l'influx de ces deux causes réunies : « *Ex vaporum vel ex humorum vel ex utrorumque influxu* », et ne la distingue des autres douleurs de la tête que parce qu'elle n'en occupe qu'une moitié.

Il serait facile de multiplier les citations des auteurs anciens, de reproduire les opinions d'Aétius, d'Ægidius, de Celse ; mais elles ne nous apprendraient rien de plus, car ces auteurs se sont presque tous copiés les uns les autres, et après l'exposé des idées d'Alexandre de Tralles sur cette matière, il reste peu de documens à trouver, car il me paraît être le seul, parmi les anciens, qui ait véritablement abordé cette question.

Si nous nous rapprochons d'auteurs plus modernes, nous verrons, quoiqu'à un moindre degré, la même incertitude sur l'histoire de cette maladie. Charles Lepois, médecin et conseiller du duc de Lorraine, doyen de la faculté de médecine de Pont-à-Mousson, dans un livre qu'il publia dans les premières années du 17ᵉ siècle (1), traite de la migraine, et sans bien la définir et la limiter, il l'attribue,

(1) *Selectionum observationum liber singularis*, etc. *Ponte ad monticulum*, 1618.

qu'ils ont commises pourra nous aider à les éviter.

Hippocrate ne traite pas d'une manière particulière de la migraine, il la confond entièrement avec les autres espèces de céphalalgie.

Galien parle de cette maladie dans plusieurs endroits de ses ouvrages, mais évidemment il range sous cette dénomination commune beaucoup d'affections différentes et qui n'ont aucun rapport avec ce que nous entendons aujourd'hui par migraine ; ainsi lorsqu'il dit (1) : « Si quelqu'un est attaqué de cette maladie sans pouvoir dormir ni manger, s'il ne peut respirer et vomir qu'avec une grande difficulté, si sa langue n'est pas libre dans ses mouvemens, ces signes sont mortels » ; il prend évidemment pour une migraine une affection qui n'en est pas une.

Arétée de Cappadoce, qui a décrit plusieurs maladies omises par ses prédécesseurs, est le premier qui en ait donné une description assez précise, quoiqu'il ne l'envisageât encore que comme une variété du mal de tête ordinaire. Il en indique bien quelques

___

(1) *Galeni spurii alter de dinamiá.*

symptômes, tels que le genre atroce des douleurs, les nausées et les vomissemens, le
trouble, ou pour mieux dire, la susceptibilité
des organes de l'odorat. Mais, pour lui, la
migraine ne diffère des autres douleurs de
tête que par la localisation de la douleur qui
peut être à droite ou à gauche, près de l'o-
reille ou de l'œil, aux tempes, etc.; et pour
tout le reste de l'histoire de cette maladie, il
est évident qu'il l'a confondue avec une autre
plus grave, probablement avec une lésion de
l'encéphale lorsqu'il dit « qu'elle peut avoir
« des suites funestes, quoiqu'elle soit inter-
« mittente; car si elle a attaqué subitement
« avec violence, alors les nerfs sont dans un
« état de spasme, le visage se tord, les
« yeux se tournent de coté et d'autre, les
« convulsions peuvent gagner les organes
« intérieurs et déterminer la mort. » Une
véritable migraine n'a jamais produit d'aussi
graves symptômes, ni d'aussi funestes résultats.

Cœlius Aurelianus (1) la regarde aussi
comme une variété de la céphalée. Il indique
comme symptôme différentiel le genre des

____

(1) *De Morbis chronicis*, lib. 1, cap. 1.

sions dont cet auteur avait la manie, il n'existe nulle part un cas qui soit pour moi une migraine essentielle ; partout la douleur de tête est due à une maladie différente, et n'est plus alors qu'un des symptômes de cette affection et non un cas de véritable migraine.

Hoffmann insiste longuement sur les points de la tête où les douleurs de la migraine peuvent exister, et décrit même assez exactement les degrés ou les diverses espèces de douleurs que le malade éprouve ; il n'oublie pas de signaler le vomissement comme phénomène principal. Il attribue la plupart des migraines à un dérangement de l'estomac, et va même jusqu'à dire que les douleurs cessent lorsque la digestion est terminée ; la nature de cette affection est expliquée pour lui par le transport d'une humeur nuisible au cerveau, humeur qu'il s'agit de détourner.

Willis ne fait aucune distinction entre les diverses espèces de céphalalgie ; cependant il indique çà et là, dans son article, quelques symptômes appartenant à la migraine, et dans les observations qui le terminent, il fait mention de quelques cas de migraine bien évidente et qu'il est inutile de retracer ici. (*V. t. 1, pars secunda, cap. 2, p. 40.*)

Fordice, dans une série de propositions qu'il a publiées sur la migraine, commence par avancer qu'il n'y a rien encore de bien exact et de bien déterminé sur cette maladie, et cependant je ne crois pas qu'il l'ait mieux définie ou plus restreinte que ses prédécesseurs. En effet, il la croit souvent produite par l'air, le soleil, le froid ; et d'un autre côté, il semble adopter l'opinion de Wepfer qui l'attribuait à une carie des os du crâne, à une hypertrophie osseuse ou à une excroissance cartilagineuse existant sur les parois du crâne. Il ajoute même plus loin : « A l'ouverture de la tête d'un certain nombre de malades qui avaient été sujets à la migraine, on trouva leur cerveau tantôt altéré et corrompu, tantôt rempli d'ichor et de sanie : *Detectis post mortem calvariis quorumdam hemicraniæ obnoxiorum cerebrum quandoque deprehensum et corruptum, quandoque ichore refertum et sanie, etc.* »

Il confond donc la migraine, à l'exemple de ses prédécesseurs, avec des affections plus graves.

Il ne la croit pas sympathiquement produite par un dérangement dans les voies digestives, il la regarde comme idiopathique (1), et la raison qu'il donne pour fonder son opinion, est que l'on a très-souvent la migraine sans éprouver ni nausées, ni vomissemens, ni douleurs des hypochondres. Il émet l'opinion que la migraine peut se montrer sous forme épidémique, mais qu'elle n'est pas contagieuse. Quant aux symptômes, il les énumère assez exactement, quoique d'une manière un peu vague, et sa dissertation n'est à peu de chose près que la répétition des erreurs et de la confusion que ses prédécesseurs avaient mis dans l'histoire de cette maladie.

Tissot, qui dans son ouvrage sur les maladies des nerfs a donné une bonne monographie de la migraine, quoique les matériaux en soient assez confusément disposés, regarde cette maladie comme le résultat sympathique d'une irritation de l'estomac transmise par les communications nerveuses aux nerfs qui se distribuent à la partie antérieure et latérale de la tête, et particulièrement à toutes les ramifications du nerf sus-orbitaire. Il a été conduit à l'idée que les douleurs de

____

(1) Existant indépendante et sans dérangement premier de l'estomac ou d'aucun autre organe.

la tête partaient de ce rameau nerveux par une foule de faits et entre autres par une observation que cite Van Swieten (tom. 2, page 534) d'un homme dont la migraine commençait toujours par le tronc de ce nerf dans l'endroit où il sort du trou sus-orbitaire et qui de là se répandait à toutes les ramifications. Monro avait aussi, dit Tissot, très-bien vu que tous les rameaux de ce nerf sont le siége de la migraine, car, selon lui, le front souffre, l'œil éprouve de vives douleurs et est comme serré, les paupières sont fermées, les larmes coulent et on sent une chaleur inquiétante dans les narines. Un des amis de Tissot, bon anatomiste, éprouvait, dans des accès de migraine très - intense, la sensation de la douleur existant dans ce nerf, et il l'assurait qu'il aurait pu dessiner ses rameaux d'après les élancemens en différens sens qu'il éprouvait. Ici nous trouvons des idées plus précises que dans aucun des auteurs qui ont précédé ; non-seulement la sympathie de l'estomac et du cerveau, déjà établie par Cœlius Aurelianus, Alexandre de Tralles, Haller, Borelli, Rahn et une foule d'autres, entrait comme élément dans l'explication des causes et de la nature de la migraine, mais Tissot cherchait encore à préciser davantage, en localisant les douleurs de tête qui sont un des symptômes prédominans de cette affection.

On peut cependant reprocher à cet auteur qui réellement a cherché à s'éloigner des hypothèses de ses prédécesseurs , d'avoir trop exclusivement attribué la migraine à un dérangement d'estomac ; il est vrai qu'il laisse échapper dans un seul endroit qu'il admet une migraine pléthorique, mais il n'entre dans aucun détail relativement à cette espèce. On pourrait aussi justement faire une critique de son article des métastases de la migraine ; mais c'est un point que je traiterai à part quand j'examinerai à fond cette question.

Après cet auteur qui , à mon avis, a fait le travail le plus complet sur cette maladie , nous n'allons plus trouver que quelques documens qui éclairciront certains points restreints de la question et qui auront peu contribué à avancer la science sur cette importante affection.

Schobelt dans un petit ouvrage qu'il publia en 1776 la regarde comme une douleur rhumatismale. Tissot se donne une grande peine pour combattre cette opinion, qui à mon avis ne mérite pas d'être sérieusement réfutée

On aurait dû penser que Morgagni dans son ouvrage *De sedibus et causis morborum* parlerait, dans sa première lettre sur la douleur de tête, de la nature et des causes de la migraine, mais il n'en dit rien. Elle contient une seule observation de migraine qu'il a guérie, dit-il, avec une légère décoction de bois sudorifique. Je reviendrai plus loin sur cette observation. Il cite bien encore deux autres cas dans lesquels on voit figurer comme symptômes simultanés, des douleurs de tête et des vomissemens ; mais il ne les donne pas comme des migraines et ce n'en sont point en effet. Notons cette circonstance pour faire remarquer que la réunion de ces deux symptômes ne suffit pas pour constituer une migraine, comme beaucoup d'auteurs ont paru le croire.

Pinel dans sa nosographie méthodique la comprend dans ce qu'il dit au sujet des névralgies frontales.

Georget (1) ne considère la migraine que comme une variété de la céphalalgie, la seule distinction positive qu'il en

(1) Article du *Dictionnaire de Médecine* en 21 vol.

donne c'est qu'elle se manifeste d'un seul côté de la tête ; dans son article intitulé *Céphalalgie* il prend ce mot suivant son sens étymologique et traite de toutes les douleurs qui peuvent exister à la tête. Il réunit par conséquent ensemble des affections entièrement différentes, et qui n'ont entre elles « d'autre rapport que l'existence d'une douleur ayant son siége dans cette partie de la tête qu'on appelle le crâne ».

Les névralgies, les douleurs rhumatismales, les douleurs de tête provenant de l'inflammation d'un viscère, etc., et la migraine, se trouvent là confusément rassemblées, et la question de la migraine essentielle n'y est réellement pas traitée.

Tous les auteurs qui ont écrit sur les maladies de l'encéphale, et M. Lallemand en particulier, citent des cas de *migraine*, mais ils les regardent comme symptômatiques d'une affection du cerveau, tantôt produite par une menyngite chronique avec granulalation à la surface interne de l'arachnoïde, tantôt par un abcès enkysté, tantôt enfin par des saillies osseuses en forme d'épine existant dans l'intérieur du crâne.

M. Deschamps, fils de l'ancien chirurgien

en chef de la Charité, dans sa thèse inaugu-
rale sur les maladies des fosses nasales et des
sinus qui en dépendent, fait un article à part
pour la migraine.

Il la regarde comme exclusivement causée
par une lésion de la muqueuse qui tapisse les
sinus frontaux; les douleurs de tête et les dérangemens d'estomac qu'il énumère avec soin
et détail ne sont suivant lui que des effets
sympathiques de l'irritation qu'éprouve cette
partie de la membrane muqueuse. Il pense
que c'est à tort qu'on a placé la cause première et le siége de la migraine dans l'estomac. Cependant dans la crainte de paraître
trop exclusif, il admet sans développement
qu'une disposition rhumatismale peut dans
quelques cas *bien rares* la déterminer.

J'arrive au travail qui, je crois, est le
dernier écrit sur cette matière. Il est dû à
M. Piorry.

Cet habile praticien a publié, en 1831, à
la suite du *Procédé opératoire dans l'ex-
ploration des organes par la percussion
médiate*, un mémoire fort intéressant sur la
migraine. Dans ce travail il regarde cette
affection comme une névralgie irienne ou
ophtalmique, une *monophtalmalgie*, ex-

pression qui, toute barbare qu'elle est, exprime bien sa pensée.

Je regarde l'existence de l'espèce particulière qu'il décrit comme complètement prouvée. Plusieurs observations en sont rapportées dans les auteurs, et je pense que M. Piorry a beaucoup avancé l'histoire de ce point intéressant de la pathologie en formant ce groupe si bien distingué par ses symptômes précurseurs. J'ai en effet, en lisant ce mémoire, retrouvé la description exacte de plusieurs migraines que j'avais observées, et en particulier la peinture fidèle de la migraine qui me tourmente depuis l'âge de sept ans.

M. Piorry a le soin de dire qu'il est loin de considérer la lésion qu'il décrit comme la seule que l'on doive désigner sous le nom de migraine. Je suis entièrement de son avis, et je pense que celle dont il a parlé ne doit être admise que comme une des espèces les mieux dessinées de cette affection.

J'aurai, du reste, l'occasion de reparler souvent de ce mémoire dans le courant de cet ouvrage, car c'est une de mes meilleures et de mes plus riches sources.

Arrivés au point ou nous en sommes, nous avons pu voir combien peu l'on s'entendait

sur les affections qu'on devait appeler migraines. Nous avons vu quel sens étendu et,
pour ainsi dire, illimité quelques auteurs
donnaient à ce nom, et, d'un autre côté, dans
quelles bornes étroites et restreintes quelques autres voulaient limiter cette maladie.
Lorsque j'aurai traité de ses causes, lorsque
j'aurai décrit et analysé chacun de ses symptômes, je tâcherai de résumer son histoire et
d'indiquer, s'il est possible, l'idée que je me
forme de sa nature.

Toutefois, avant d'aller plus loin, il est bon
de remarquer que presque tous les auteurs
qui ont écrit sur la migraine sont tombés
dans une faute qu'il était difficile d'éviter, et
qui a contribué à laisser du vague et de la
confusion dans l'histoire de cette maladie.
En effet la plupart d'entre eux ont rapporté,
en entrant dans les détails de la migraine, les
causes bizarres, les symptômes extraordinaires et les traitemens singuliers des affections
que leurs prédécesseurs appelaient migraines
et qui étaient des affections différentes tout-
à-fait distinctes de cette maladie; en sorte
qu'on trouve dans les auteurs une foule de
détails relatifs aux migraines, et qui par le
fait n'y ont aucun rapport. Cela posé, il ne

paraîtra pas étonnant que je me serve peu des documens transmis par les anciens pour entrer dans le détail circonstancié de l'histoire de cette maladie; toutefois je ne m'en priverai pas entièrement, et je ne les citerai que pour combattre ceux qui me sembleront hasardés ou pour confirmer ceux qui, résultant d'observations bien rédigées et bien détaillées, m'auront paru bien véritablement appartenir à la migraine proprement dite.

CHAPITRE II.

Division du sujet. — Prodrômes de la migraine.

On donne généralement le nom de migraine à une maladie sans mouvement fébrile, revenant à des intervalles variés sous la forme de paroxismes, annoncée par quelques prodrômes ou débutant brusquement, se révélant par des douleurs particulières du crâne, auxquelles vient bientôt se joindre un état général de malaise extrême qui a pour caractère principal des nausées ou des vomissemens et qui se termine, après un temps plus ou moins long, par quelques symptômes critiques, sans laisser après elle aucune trace ni aucune lésion dans les organes.

Après avoir donné cette esquisse rapide de l'affection que j'ai l'intention de traiter, je vais insister sur chacun des points de cette brève description, analyser chaque symptôme et approfondir toutes les questions qui se rattachent à l'histoire de cette maladie. Je passerai ensuite à l'examen de ses causes, et c'est là que je tâcherai d'indiquer les idées que je me suis formées sur sa nature, puis je terminerai par les traitemens hygiénique, prophylactique et curatif.

Prodrômes. — Je donne ce nom aux symptômes particuliers annonçant l'arrivée d'un accès de migraine et survenant plus ou moins long-temps avant qu'il ne soit réellement déclaré. Il était important de noter cette circonstance qui a lieu dans un grand nombre de migraines ; car, comme nous le verrons plus bas, ces symptômes précurseurs, quand ils existent, sont une circonstance très-favorable dont on doit profiter pour commencer de suite le traitement qui a pour but de faire avorter l'accès, ou du moins d'en diminuer l'intensité.

Ces prodrômes varient et par leur nature diverse et par l'intervalle qui existe entre leur apparition et le commencement des douleurs hémicraniques (1).

Tissot cite un cas de véritable migraine dans lequel l'accès était annoncé quelques jours avant son apparition par de la tristesse et de l'humeur ; il y avait inappétence, et au moment où la migraine allait commencer, le malade était saisi par un froid excessif.

Willis cite une observation de migraine réelle dans laquelle l'accès était toujours précédé, avant l'apparition d'aucune douleur, par une faim considérable et des rapports acides. Tissot rapporte un cas à peu près analogue, dans lequel l'accès était toujours sûrement présagé par des rapports acides très-désagréables. Le même auteur cite encore des symptômes précurseurs plus singuliers : il a vu un malade qui éprouvait une espèce de surdité vingt-quatre heures à l'avance, et un autre qui avait de l'aversion pour le tabac plusieurs heures avant l'accès. J'ai été moi-

---

(1) Je me sers de cet adjectif dans le sens de *relatif à la migraine*, et sans y ajouter aucune importance sous le rapport étymologique.

même témoin d'un cas analogue sur un individu de la campagne. M. Deschamps a observé des cas de migraine dans lesquels il survenait constamment, avant l'accès, du froid aux pieds, des éternuemens; mais, d'après les idées exclusives que M. Deschamps avait sur la migraine, il nous est permis de douter que ce soient des migraines proprement dites qu'il ait observées dans tous les cas; car le froid aux pieds et les éternuemens sont plutôt les symptômes d'un coryza ou d'une affection analogue de la membrane muqueuse des fosses nasales, que d'une véritable migraine. Cependant, comme cet auteur n'a pas décrit les migraines qu'il dit s'annoncer ainsi, je ne puis me permettre de porter un jugement définitif sur la valeur de ces signes précurseurs, et je me contente de les rapporter sans les garantir.

Je connais une personne digne de foi, qui m'a assuré qu'étant autrefois fort sujette à des migraines qui survenaient le matin, l'accès était toujours annoncé par un réveil brusque et en sursaut.

M. Piorry, dans un mémoire dont j'ai déjà parlé, signale un symptôme précurseur qui survient constamment dans l'espèce de migraine qu'il décrit. Ce prodrôme particulier avait déjà été indiqué légèrement par plusieurs auteurs ; mais on doit à M. Piorry d'avoir insisté sur son importance et de l'avoir décrit avec beaucoup de vérité et de détails. Voici comment il s'exprime à cet égard, et plusieurs malades reconnaîtront dans ce tableau l'image fidèle de ce qu'ils éprouvent :

« Au moment de l'invasion, dit cet auteur,
« la vue est moins nette, on éprouve une
« sensation très-analogue à l'éblouissement,
« il semblerait qu'un nuage se manifeste au
« centre de l'image qui se peint sur la rétine ;
« peu à peu le point terne qu'on observait
« s'étend ; bientôt, et après une ou deux mi-
« nutes, il se dessine à l'entour de l'espace
« obscurci un arc de cercle lumineux, coloré
« chez quelques individus, mais pâle chez
« d'autres, disposé en zig-zags, agité par
« une sorte d'oscillation continuelle, etc.
« D'abord très-petite, cette portion de cer-
« cle grandit en même temps que le point
« central obscurci commence à s'éclaircir, et
« se développant de plus en plus, scintillant
« continuellement, semblant se rapprocher
« successivement de la circonférence de l'iris,
« l'arc lumineux finit par disparaître lors-

« qu'il arrive à l'extrémité du champ de la
« vision. »

Cette sensation décrite avec tant de soin
par ce praticien distingué n'est pas toujours
aussi complète; le plus ordinairement c'est
un simple éblouissement survenant tout-à-
coup, n'existant le plus souvent que d'un
seul coté, se faisant plus particulièrement
sentir à une lumière peu forte, et disparais-
sant momentanément lorsqu'on s'expose à un
jour plus vif. Chaque objet qu'on fixe semble
au milieu d'un brouillard ; il existe surtout un
point qui est tout-à-fait confus, et si l'éblouissement survient au milieu d'une lecture, il
est impossible de la continuer, les caractères
semblent tout-à-fait brouillés, quelquefois le
malade croit voir des corps bleuâtres volti-
ger autour de lui. Enfin quelques circonstances de cette hallucination diffèrent suivant les
individus.

La durée de l'éblouissement varie quelquefois; il ne dépasse pas cinq minutes, souvent il se continue pendant un quart d'heure
et même une demi-heure avec une intensité
variable, et il arrive à quelques malades de
pronostiquer la force et la durée de la migraine qu'ils vont avoir, par la longueur de

cet état de trouble. Il arrive aussi, mais plus rarement, qu'un léger éblouissement a lieu et cesse presque aussitôt; le malade n'a fait que s'en apercevoir un instant, il croit même s'être trompé sur la réalité de cette sensation, mais le même phénomène revient bientôt avec plus de force et avec tous les caractères que le *patient* lui reconnaît comme symptôme précurseur de sa migraine ordinaire.

L'intervalle qui sépare la fin de l'éblouissement et le commencement de la migraine varie beaucoup, mais ne dépasse jamais une heure; quelquefois même ces deux momens se touchent ou se confondent; mais lorsqu'ils sont séparés par un espace de temps quelconque, le malade est ordinairement, pendant cette espèce d'entr'acte, dans un état tout-à-fait normal, et quelquefois même il peut se bercer de l'espoir d'éviter la migraine; mais les premières douleurs viennent lui rappeler bientôt que l'éblouissement était bien réellement l'annonce infaillible de sa migraine.

A cet éblouissement, qui se remarque le plus ordinairement seul, se joignent quelquefois d'autres symptômes nerveux assez remarquables, et dont je parlerai plus bas.

Il était important d'insister sur ces divers

signes précurseurs , parce que nous verrons dans la suite qu'ils pourront nous être
fort utiles pour chercher à établir la nature
des diverses espèces de migraine , et nous
fournir des indications pour appliquer le
traitement.

CHAPITRE III.

Symptômes de la migraine.

Douleurs de la tête. — Soit que la migraine survienne subitement , soit qu'elle soit
précédée des symptômes que nous venons de
décrire, les douleurs de tête ont la même in-
ténsité. La place qu'elles occupent présente
beaucoup de variétés : elles existent souvent
d'un seul coté de la tête , et dans ce cas le
sens étymologique se trouve juste ; mais ce
fait est loin d'avoir lieu constamment ; ainsi,
tantôt elles occupent la totalité de la tête ;
tantôt un point tout-à-fait circonscrit , à
l'occiput , aux bosses pariétales, mais plus
souvent au front, aux deux tempes; elles chan-
gent quelquefois de place pendant un même

accès. Ainsi, dans le commencement, elles existent à l'occiput, puis peu à peu vont d'arrière en avant pour occuper le front; d'autres fois elles se font sentir vers la partie antérieure de la tempe d'un coté, et finissent au point correspondant de la tempe opposée. La douleur ne se borne pas seulement à envahir un point ou une partie plus ou moins grande de la boîte du crâne, elle occupe très-souvent l'œil, et même le fond de l'orbite ; c'est ordinairement lorsqu'il y a éblouissement à un œil que la douleur s'y fixe plus tard. Cependant j'ai observé des cas de migraine occupant les deux yeux, leur pourtour et la racine du nez sans aucun éblouissement précurseur.

Rien n'est plus variable au reste que le siége de toutes ces douleurs, et il serait impossible d'énumérer toutes les différentes places qu'elles peuvent occuper, car elles varient presque sur chaque individu.

Caractère des douleurs. — Si les paroles sont quelquefois insuffisantes pour faire une description, c'est surtout pour dépeindre la nature d'une douleur, et surtout d'une douleur de migraine. Cependant je vais tâcher d'en donner une idée. Celles-ci ne ressemblent en

rien aux autres douleurs de tête; celles qui
résultent d'une névralgie proprement dite,
d'un rhumatisme et même de ce qu'on appelle simplement un mal de tête, ont un caractère tout autre; elles sont d'abord va-
gues, obscures et offrent même quelques
courts intervalles dans lesquels la tête n'est
pas douloureuse; mais peu à peu elles aug-
mentent, et après un temps plus ou moins
long, elles deviennent atroces; tantôt le malade éprouve comme des déchiremens dans
l'intérieur du crâne, tantôt elles sont pulsa-
tives et donnent la sensation d'un battement
régulier dans un point particulier de la tête ;
tantôt il semble au malade que sa tête est
fortement pressée dans un étau; il éprouve
aussi la sensation de coups de marteau sourds
et profonds qui lui ébranlent fortement tout
le cerveau, il croit quelquefois que les sutures
du crâne sont sur le point de se séparer, et
Stalpart van Derviel va même plus loin, car il
dit (liv. 1, obs. 1) les avoir vu se fendre réellement chez la jardinière d'un comte de Nas-
sau. Son témoignage est encore appuyé par
celui de Fabrice de Hilden, qui dit avoir
remarqué le même phénomène sur trois ou
quatre personnes. Quelques autres médecins

citent des observations analogues; mais sans vouloir révoquer en doute des assertions venant d'autorités si imposantes, je croirais plutôt que, dans les cas que citent ces auteurs, il ne s'agissait pas de simples migraines, mais bien d'affections beaucoup plus graves. Sans produire des effets aussi extraordinaires, les douleurs hémicraniques sont quelquefois tellement violentes, que tout le cuir chevelu devient extrêmement sensible, que les cheveux ne peuvent pas être redressés sans occasionner de grandes souffrances, et que les moindres mouvemens généraux de la tête sont impossibles, la moindre rotation de la tête sur son axe fait éprouver au malade de vives douleurs, il lui semble alors que son cerveau soit une masse sensible qui vienne frapper contre les parois du crâne. Lorsque les douleurs résident dans les yeux et dans la racine du nez, elles sont profondes, lancinantes; elles pressent l'œil comme dans un cercle de fer, compriment la racine du nez comme dans un étau, troublent les mouvemens de l'œil, dessèchent la narine, produisent des horripilations dans toute la surface cutanée environnante; mais, outre le caractère particulier de ces douleurs, ce qui les différencie encore de toutes celles qui ont leur siége à la tête, et ce qui fait reconnaître que c'est une migraine que l'on a à traiter, c'est l'examen des symptômes généraux que ces douleurs provoquent, et dans le détail desquels je vais entrer.

Symptômes généraux. — Au moment où les premières douleurs hémicraniques se font sentir, la face subit une altération particulière, le plus souvent elle devient pâle ou légèrement jaune ; elle se tire, les yeux se cernent, la peau du front se ride, les paupières n'exécutent que des mouvemens difficiles ; dans quelques cas, mais bien plus rares, la face est rouge et vultueuse, les artères battent avec force, les yeux sont injectés, larmoyans, hors de leur orbite, les paupières sont tuméfiées et quelquefois rouges.

Le pouls est le plus ordinairement petit, serré, contracté et quelquefois insensible au moment où les douleurs sont le plus intenses ; il se développe un peu dans les grands efforts de vomissemens, et se ralentit après avec une promptitude étonnante. Dans d'autres cas, mais plus rares, le pouls est fort, dur et développé, et ce caractère particulier du pouls

coïncide avec l'état de rougeur et de chaleur
de la face dans une espèce particulière et rare
de migraine décrite par quelques auteurs,
et dont j'ai reconnu la réalité sur un petit
nombre d'individus.

Dès les premières douleurs de tête, et
quelquefois avant leur apparition, il survient
ordinairement une salivation assez abondante ;
quelques éructations de gaz acides ont lieu.
Le malade qui, quelques instans auparavant,
pouvait avoir de l'appétit ou même un véritable besoin d'alimens, n'éprouve plus qu'un
dégoût insurmontable ; tout lui répugne, les
idées même des plaisirs les plus agréables
lui deviennent repoussantes, il ne peut supporter la lumière, il demande et désire un
calme complet autour de lui; le moindre bruit
lui cause des souffrances affreuses et lui
est odieux; tout l'irrite et l'exaspère. Son
odorat devient plus fin, et les odeurs qu'il
perçoit lui sont insupportables; les plus
suaves même sont repoussées; en un mot,
tous les sens sont altérés et dans un état de
susceptibilité extrême.

Symptômes gastriques. — A ces symptômes généraux viennent encore s'en joindre
d'autres qui sont constans, a quelques rares

exceptions près, et qui forment avec les douleurs de tête le caractère principal de la migraine : ce sont les nausées, ordinairement suivies de vomissemens. Il existe sur ce point beaucoup de variétés; ainsi tel individu sujet aux migraines ne vomit jamais, quoiqu'il ait l'estomac plein ou d'alimens ou de liquides; tel autre vomit toujours, lors même qu'il a l'estomac presque vide, et les efforts pour le vomissement sont si intenses et si douloureux, qu'il serait à désirer qu'il pût s'effectuer réellement pour que les efforts fussent moins fatigans.

Les matières vomies sont d'abord les alimens lorsqu'il en existe dans l'estomac; lorsque le malade est à jeun, il vomit le plus souvent des matières bilieuses; dans d'autres cas, il ne rejette qu'un liquide acidule et blanchâtre; les douleurs de tête sont ordinairement plus intenses avant le vomissement et pendant les efforts que le malade fait pour l'effectuer; à cet état succède un peu de calme lorsque le vomissement a eu lieu, et la migraine suit ordinairement dès ce moment une marche décroissante; mais il n'en est pas toujours ainsi, souvent la douleur se réveille jusqu'à ce qu'un nouveau vomissement soit provoqué, et quelquefois il se répète cinq, six fois et même plus encore à des intervalles différens. Mais, en général, l'accès se termine d'autant plus promptement que les vomissemens se font moins attendre et sont plus complets. Wepfer cite même (Obs. 49, page 131) l'observation d'une femme qui était à merveille quand le vomissement était abondant, et qui lorsqu'il n'était pas suffisant, ne se remettait pas parfaitement jusqu'à une autre attaque.

Symptômes nerveux. — Outre ces symptômes qui prédominent dans l'histoire de la migraine, il en est encore certains autres qui sont, il est vrai, bien moins fréquens, mais qui cependant appartiennent à des observations de migraines bien réelles, et ne peuvent être révoquées en doute; ils consistent dans des troubles spasmodiques très-remarquables, n'existent que chez des personnes douées d'une constitution éminemment nerveuse, et sont probablement produits par l'excès des douleurs hémicraniques, ou plutôt par le trouble qui des rameaux primitivement affectés se porte par anastomoses à d'autres nerfs plus ou moins éloignés. Tel est le cas d'une jeune fille citée par Charles Lepois qui fut tout-à-coup attaquée d'une migraine très-violente, occupant l'œil, la tempe et la région de l'oreille gauche ; elle éprouvait en même temps un sentiment de fourmillement qui, commençant par le petit doigt de la main du même côté et gagnant successivement les autres doigts, l'avant-bras, le bras, le cou, lui occasionnait une violente rétraction de la tête et un spasme de la mâchoire accompagné d'une faiblesse générale de tout le corps sans perte de connaissance ; cet accès se termina par un vomissement abondant de bile mêlée à des matières aqueuses.

Un officier autrichien écrivait à Tissot l'histoire de sa migraine, et je la cite en entier, parce que l'on y voit très-bien décrits et l'éblouissement précurseur sur lequel j'ai insisté et les symptômes nerveux que je décris ici.

« J'ai, dès l'âge de 9 ans, ce sont ses termes, une migraine qui dans les commencemens me prenait environ tous les deux mois, quelquefois plus souvent. J'ai aussi été plus d'une année sans l'avoir. Elle commence par les yeux : lorsque je m'y attends le moins, je vois tout-à-coup tout trouble, mais plus d'un côté que de l'autre, *comme une personne qui a fixé le soleil;* cela dure environ dix minutes; ensuite un bras et une jambe du même côté, et un jour d'un côté et un jour de l'autre, s'endorment. Je sens la même chose à la bouche et à la langue, et même pendant ce temps-là j'ai bien de la peine à parler; cela dure environ un demi-quart d'heure, ensuite les douleurs de tête commencent, seulement aux tempes, où elles se soutiennent très-fortes pendant 7 à 8 heures. Quand je puis vomir, cela me soulage, etc. »

On ne peut douter que ce ne soit ici la description d'une véritable migraine, et nous voyons comme symptômes précurseurs une espèce de paralysie momentanée des membres d'un côté du corps, des frissons, des fourmillemens à la bouche, à la langue, tous phénomènes annonçant une perturbation dans l'innervation de ces parties.

Tissot affirme aussi avoir vu très-souvent dans de fortes migraines les muscles du front, des paupières, du visage, dans une espèce de léger mouvement convulsif, et quelquefois, ajoute-t-il, ceux de tout le corps s'en ressentent.

M. Piorry a également fait cette importante remarque ; après avoir énuméré les symptômes principaux de l'espèce de migraine qu'il a décrite, il ajoute : « Il ne fau- « drait pas penser que ce fussent là les seuls « accidens dont une migraine *excessive* soit « accompagnée; il arrive qu'un des côtés de « la langue ou de la face, que les membres « inférieurs et surtout les supérieurs, éprou- « vent un frémisssement douloureux....... « qui commençant par la pointe de la lan- « gue, une partie de la face, le bout des « doigts ou des orteils, remonte peu à peu « vers l'axe cérébro - spinal en disparais- « sant successivement vers les points où d'a- « bord il s'était développé. Cette sensation « bizarre ressemble assez bien à celle que l'on « éprouve dans les crampes, ou au sentiment « pénible que l'on ressent au bout des doigts « lorsqu'on s'est heurté le nerf cubital au « coude. »

J'ai observé une seule fois un cas analogue : c'était sur une femme de 29 ans sujette aux migraines depuis l'apparition de ses règles ; les paroxismes survenaient ordinairement avant l'époque des menstrues. L'accès durait ordinairement deux jours ; les douleurs étaient fixées vers l'angle interne des yeux et à la racine du nez ; elles étaient térébrantes , produisaient la sensation d'un cercle de fer qui aurait comprimé toutes ces parties, et lorsqu'elles étaient parvenues à leur plus haut degré d'intensité, elles déterminaient des mouvemens convulsifs dans les paupières, dans les tempes et dans les joues pendant tout le temps de l'accès ; la malade éprouvait tous les autres symptômes de la migraine, tels que le besoin de repos, l'horreur de la lumière et des odeurs, les dégoûts et les nausées, et l'accès se terminait par des vomissemens aqueux suivis d'un sommeil réparateur. Le surlendemain elle jouissait de la santé la plus parfaite ; seulement les douleurs étaient si fortes qu'elles avaient fini par altérer la forme des parties du visage qu'elles occupaient ordinairement. L'angle interne des paupières était rentré et comme enfoncé, et la racine du nez paraissait singulièrement comprimée.

Tels sont les troubles ordinaires qu'on remarque dans un accès de migraine ; du reste les facultés intellectuelles ne sont nullement altérées, il y a souvent une légère tendance au sommeil ; aucun phénomène n'a lieu du coté du cœur, du poumon et du tube intestinal.

Fordice signale un changement dans l'urine ; il dit qu'elle dépose un sédiment léger et blanc ; mais je n'ai jamais remarqué ce phénomène, et je crois qu'il est le seul qui l'ait noté ; il m'a semblé seulement que l'excrétion de l'urine était en partie suspendue pendant la violence des douleurs, mais ce fait est loin d'être général.

CHAPITRE IV.

Détails sur la marche de la migraine.

Terminaisons. — J'ai déjà dit que l'accès se terminait le plus souvent par des vomissemens à la suite desquels survenait un état de repos et même de sommeil, pendant lequel les douleurs se calmaient insensiblement ; mais il n'en est pas toujours ainsi ; quelquefois les vomissemens manquent, et dans ce cas les malades sont moins promptement soulagés. L'accès, alors, se termine quelquefois par un sommeil réparateur à la suite duquel le malade n'éprouve plus qu'un sentiment de pesanteur, de gêne et d'*endoloris*

dans toute la tête ; il ne peut encore la re-
muer impunément, souvent même les cheveux sont encore sensibles ; mais ce n'est plus
la migraine, et les malades, quoique souf-
frans encore, éprouvent déjà un bien-être
indicible.

Telle est la terminaison la plus ordinaire
de l'accès, cependant elle n'est pas constante.
Ainsi, dans la *Bibliothèque médicale*, t. VII,
p. 239, Planque rapporte le cas d'une
femme de 17 ans qui avait toujours la migraine à l'approche des règles, et l'accès ne
cessait que lorsqu'elles avaient paru. Tissot
cite l'observation d'une femme chez laquelle
la migraine se terminait toujours par des
sueurs très-abondantes des avant-bras et des
mains. Dans l'espèce particulière de migraine
où le visage est rouge et le pouls fort, l'accès peut se terminer par une hémorragie
nasale. Enfin Wepfer (Observ. 76, p. 608)
rapporte l'histoire d'une dame dont les accès
se terminaient par un larmoiement abondant
de l'œil du côté duquel avait été la migraine,
et quelquefois par un écoulement de sérosités
par la narine correspondante. Mais était-ce
bien à une migraine qu'il avait affaire ; je ne
me prononcerai pas ; il m'a été impossible

de m'assurer si le cas dont il s'agit était réellement une migraine.

Durée. — L'accès que nous venons de décrire, accès qui n'est pas toujours aussi complet et qui existe à un nombre infini de degrés différens, a une durée très-variable. Il peut exister depuis 2 ou 3 heures jusqu'à 36, deux jours même. Dans l'observation de la jeune femme que j'ai citée, l'accès durait quelquefois trois jours. Enfin Tissot parle d'un accès qui avait duré 76 heures. Fordice dit avoir vu des accès de deux jours, et même, ajoute-t-il, d'autres qui ne finissaient pas. Je ne pense pas que l'on doive regarder comme de véritables migraines des maladies qui auraient constamment la même intensité, car un des caractères principaux de la migraine est de paraître essentiellement sous forme d'accès, dans l'intervalle desquels il n'existe aucun symptôme ayant rapport à cette affection.

Tissot établit que la durée ordinaire du paroxisme est entre 10 et 12 heures. Quant à moi, je crois qu'il est tout-à-fait impossible de rien dire de positif sur ce point; en effet les accès ont une longueur tout-à-fait variable sur chaque malade, et bien plus, sur le même sujet les accès peuvent varier excessivement;

car, comme nous le verrons plus loin, ils n'ont pas une durée égale pendant toute la vie de l'individu qui en est affecté.

Marche progressive de la migraine. — La migraine ne survient guère qu'à l'âge de 7 à 8 ans, rarement plus tôt ; cependant il est des personnes qui ne peuvent se rappeler à quel âge elles ont eu les premières attaques de migraine. Chez les femmes, elle survient le plus souvent au moment de l'apparition des règles, et dans ce cas, dure jusqu'au moment où elles disparaissent. Cependant il existe une observation rapportée par Wepfer, d'une religieuse qui ne fut attaquée de la migraine qu'à l'âge de 48 ans, époque à laquelle ses règles cessèrent, et quoique je n'aie pas grande confiance dans les assertions de cet auteur, je suis porté à croire à la justesse de son observation, parce que j'ai été à même d'en faire de semblables. Chez les hommes, on la voit ordinairement naître de 10 à 20 ans, et bien rarement plus tard. Elle dure jusqu'à 5o et 6o, et ne va pas au-delà. Tissot cite cependant le cas d'un homme chez lequel, à l'âge de 6o ans, les vomissemens devinrent si fréquens qu'il ne pouvait pas être certain d'être bien deux jours de suite. Il est vrai, ajoute-t-il, que les douleurs étaient moins atroces, etc. ; mais ces cas sont exceptionnels, et au lieu de la détruire, ne font que confirmer la règle. Les accès ont une intensité variable, suivant les phases de la maladie ; en effet, chez presque tous les individus, la migraine a une période d'accroissement, et après être restée pendant un certain temps stationnaire, elle décroît, les accès s'éloignent de plus en plus, et finissent par disparaître entièrement. Tissot pensait qu'elle était dans toute sa force jusqu'à cinquante-six et soixante ans. Je me permettrai de n'être pas de son avis : d'abord, chez la plupart des femmes, c'est presque toujours au moment de la cessation de l'écoulement menstruel que l'on voit les migraines ne plus reparaître ; et d'un autre côté, il est de fait que chez les hommes qui ont commencé à en sentir les premières atteintes à sept, huit, dix ou quinze ans, c'est le plus souvent dans le fort de la jeunesse que les accès sont plus longs, plus douloureux et plus fréquens.

J'ai plusieurs observations de personnes qui dans leur jeunesse (de 15 à 22 ans) n'étaient pas sûres de deux ou trois jours de repos, et qui vers 30 ans n'avaient plus d'accès que très-rarement, et encore étaient-ils d'une intensité bien moindre.

Retour des accès. — Il varie excessivement et pour ainsi dire sur chaque individu ; chez les femmes, l'accès revient le plus souvent vers l'époque des règles, soit avant leur apparition soit pendant tout le temps qu'elles existent, soit enfin dans les premiers jours qui suivent leur terminaison.

Voici une observation citée par Van der Linden (1) d'une migraine remarquable par ce genre de périodicité, et que je donne en entier, parce qu'en outre, elle reproduit quelques circonstances remarquables sur lesquelles j'ai déjà insisté :

Une marquise de Brandebourg, âgée de 31 ans, bien réglée, jouissant d'une bonne santé, ne faisant aucun excès, éprouvait tous les mois, ordinairement la veille, quelquefois à la fin de ses règles, une forte migraine qui attaquait tantôt un côté de la tête, tantôt l'autre ; elle commençait toujours par un sentiment de froid auquel succédaient des nausées et quelques douleurs à l'estomac ; pendant l'accès, les douleurs de tête étaient

(1) *De Hemicraniâ menstruâ.*

si vives que la voix et la déglutition étaient gênées et les mouvemens difficiles. Le séjour au lit calmait la malade ; mais les nausées, qui n'étaient pas ordinairement suivies de vomissemens, étaient accompagnées d'une salivation claire et abondante, durant aussi long-temps que les douleurs qui finissaient au bout de vingt-quatre heures ; la malade dormait, après quoi elle se levait bien portante et n'avait aucun ressentiment des souffrances qu'elle avait éprouvées.

Chez les hommes et chez certaines femmes aussi, la migraine peut revenir plusieurs fois par mois ou à des intervalles plus éloignés, tels que dix, neuf ou huit fois par an. Cependant je crois pouvoir établir, à l'exemple de Tissot, que les vraies migraines qui reviennent plus de quatre fois par mois ou moins de quatre fois par an sont très-rares.

Périodicité. — L'accès peut-il être périodique, c'est-à-dire revenir à des intervalles réglés, bien déterminés et annoncés d'avance ? Cette question est jusqu'à un certain point résolue, puisqu'il est prouvé que beaucoup de femmes ont toujours un accès au moment de leurs règles ; mais, à part ce cas particulier, on trouve encore dans Tissot plusieurs faits très-curieux de migraines réelles revenant à jour fixe ; cet auteur dit en avoir vu revenir tous les trois mois, tous les mois, tous les quinze jours. J'ai observé sur un jeune homme qui vint me consulter, une migraine qui revenait régulièrement tous les quatre jours et presque à la même heure.

On trouve dans un vieux recueil d'observations (1) celle d'un bénédictin qui fut tourmenté, pendant trois ans et sept mois, tous les lundis, et presque à la même heure, par une migraine qui existait dans la tempe droite et qui durait avec une violence extrême pendant 28 ou 3o heures. Dans le cours de l'accès il éprouvait un dégoût extrême pour les alimens, des nausées, et ne pouvait supporter la lumière ni entendre le moindre bruit. Morgagni, dans l'observation dont j'ai déjà dit un mot, page 21, parle de la migraine d'un nommé Laurent Bagattrini, qui revenait tous les matins à la même heure, et qui redoublait de violence si le malade commettait quelques écarts de régime ; il ne parvint, dit-il, à la guérir, après avoir employé une foule de moyens, qu'en provoquant des

(1) Schenck. *Observat.* t. 1, p. 5o.

sueurs abondantes. Enfin je citerai avec une extrême réserve et sans la garantir l'histoire d'une migraine rapportée par Juncker.

Cette migraine, que l'auteur appelle *hemicrania horologica*, ce qu'on pourrait traduire par migraine horaire, avait des retours fort singuliers. La malade en avait été affectée après une couche qui l'avait laissée dans un état languissant; depuis cinq ans elle ne lui avait laissé aucun repos; elle l'attaquait à toutes les heures du jour et de la nuit, durait un quart d'heure, puis revenait à l'heure suivante.

Quoique la singularité de ce cas puisse laisser dans le doute sur la réalité de cette migraine, il n'en est pas moins vrai que le retour périodique des accès est une circonstance rare, à la vérité, mais entièrement reconnue, et il était utile de la constater, parce que nous la verrons fournir une indication importante pour le traitement.

CHAPITRE V.

Métastases de la migraine.

Plusieurs auteurs, et Tissot en particulier, ont avancé que la migraine peut avoir des métastases, c'est-à-dire, que dans certains cas où cette maladie se supprime d'elle-même, dans ceux où l'art parvient à la guérir complètement elle peut être et est souvent remplacée par une maladie plus grave, qui fait regretter que l'affection première ait disparu, et qui nécessite même souvent l'emploi de moyens propres à la rappeler. Sans m'élever d'une manière absolue contre cette proposition, et tout en accordant même qu'il peut s'en rencontrer quelques exemples, il me semble que les auteurs dont je parle ont beaucoup trop exagéré les inconvéniens de la disparition de la migraine, qu'ils ont attribué à cette cause beaucoup d'effets qui probablement ne s'y rapportaient pas, et qu'enfin ils ont pour la plupart cité les suites funestes d'affections qu'ils regardaient comme des migraines, et qui n'en étaient réellement pas.

Tissot, qui est un de ceux qui ont le plus fortement insisté sur ces dangereuses métastases, accumule pour les prouver un grand nombre d'observations dont plusieurs, je l'avoue, ne me convainquent pas.

Ainsi il rapporte qu'un homme âgé de 4o ans, sujet aux migraines depuis long-temps, les ayant perdues sans aucune cause apparente, *tomba dans une diarrhée* qui l'affaiblissait considérablement; tout ce qu'on lui donnait, dit-il, ne lui faisait aucun bien; *un long usage de thériaque rappela les migraines*, mais moins régulières et moins fortes; alors la diarrhée cessa, les digestions se rétablirent peu à peu, mais l'estomac ne reprit jamais toutes ses forces, et le malade resta sujet de temps en temps à des indigestions. J'avoue que je ne suis pas convaincu que ce soit la cessation de la migraine qui ait déterminé la diarrhée. Il me semble qu'à la place du médecin qui traita cet homme j'aurais soigné la diarrhée, et que dans le cas où j'aurais pu présumer que l'estomac pouvait souffrir dans ses fonctions par suite de la cessation d'un vomissement bilieux ordinairement déterminé par la migraine, j'aurais préféré donner de temps en temps à ce malade un léger vomitif, que de chercher à rappeler sa migraine ; chose qui d'ailleurs ne me paraît pas très facile.

En outre, dans toutes les observations relatives à des femmes, il faut remarquer qu'il s'agit la plupart du temps de personnes qui ont *perdu* leurs migraines vers l'âge critique, et que dans ce cas il est bien plus naturel de penser que les accidens consécutifs ont pu être dûs à la cessation des menstrues plutôt qu'à la disparition des migraines.

D'autres auteurs, tel que Schobelt, qui confondait la migraine avec une douleur rhumatismale, signale aussi les inconvéniens de la suppression des migraines. Il cite l'exemple d'une malade qui ayant dissipé *une migraine* par des applications répercussives répétées, ressentait une douleur continuelle à l'épaule et à la clavicule du même côté où avait existé sa douleur de tête.

On conçoit que d'après les idées de cet auteur sur ce qu'il entendait par migraine on puisse être en doute sur la réalité, comme migraine, du cas sur lequel il s'appuie.

Wepfer, Schebbeare disent avoir vu résulter de cette disparition la paralysie; mais, comme nous l'avons déjà vu, ces auteurs confondaient sous le titre de migraine des lésions tout-à-fait différentes et même des affections organiques du cerveau; alors il n'est pas étonnant qu'ils en aient vu quelquefois résulter la paralysie, les convulsions, etc.

Je ne prétends pas nier entièrement les métastases de la migraine, mais seulement chercher à prouver qu'elles ne sont pas si fréquentes, et que les accidens qui en résultent ne sont pas si effrayans qu'on l'a dit. Voyons d'abord si la migraine est souvent supprimée; l'art y réussit bien rarement, et Tissot lui-même avoue que « comme le vice qui produit la migraine ne peut être déterminé avec précision, il n'est pas aisé d'indiquer quelles espèces de remèdes il exige ». En effet, je crois qu'il existe bien peu de cas authentiques de migraines guéries sans retour.

On a vu quelques migraines se supprimer naturellement, mais les exemples en sont fort rares. De tous ceux qui sont rapportés dans l'ouvrage de Tissot, je n'en admettrai que quelques-uns qui me paraissent être véritables; ceux que les autres auteurs mettent en avant me semblent mériter peu de confiance, parce qu'ils regardaient comme migraines des affections qui n'en étaient réellement pas.

Enfin il s'en faut de beaucoup que dans toutes les suppressions de migraine on voie des accidens en être la conséquence. Ainsi Homberg cite un cas remarquable dans lequel la migraine fut supprimée sans aucun accident.

Une dame de 35 ans, d'une bonne constitution, avait des accès de migraine très-forts qui revenaient périodiquement tous les huit ou dix jours; cette affection était bien réellement une migraine, et présentait tous les caractères qui lui appartiennent. Un soir que cette dame sentait un accès s'approcher, elle se regarda dans un miroir pour voir si ses yeux rougissaient beaucoup; le feu d'une bougie prit à sa coiffure de nuit, qui était de toiles assez épaisses; elle ne s'en aperçut pas d'abord, et le feu lui brûla tout le front et une partie de la tête avant qu'elle eût pu faire venir du monde pour l'éteindre. Homberg fut appelé, traita la brûlure dont la douleur cessa en peu de temps; l'accès imminent de migraine ne vint pas, et depuis quatre ans que cet *heureux accident* est arrivé, dit l'autour, cette dame jouit d'une santé parfaite. Je puis ajouter à ce fait que j'ai vu quelques personnes ne plus se ressentir des migraines qui les tourmentaient depuis long-temps, sans pour cela être sujettes à aucune autre affection qu'on pût réellement attribuer à la disparition de cette maladie.

Cependant, je le répète, je ne prétends nullement nier les métastases de la migraine ; je ne pense pas qu'il soit permis de refuser un fait par cela seul qu'on ne l'a pas vu ou qu'on ne peut l'expliquer. La nature a des effets tellement singuliers, c'est un Protée si difficile à saisir, qu'il faut, je crois, se garder de rejeter positivement un fait que des personnes dignes de foi disent avoir constaté, et qui d'ailleurs peut très-bien se prêter à l'explication, puisqu'à présent il faut tout pouvoir expliquer.

Il ne me paraît nullement impossible d'admettre que le trouble de l'innervation qui avait *coutume* (qu'on me passe cette expression) de se porter à la tête, ne puisse, s'il n'est plus ressenti vers cette partie, se rejeter sur un autre organe et le troubler dans ses fonctions, ou bien encore, que les vomissemens bilieux, suites ordinaires de la migraine, se supprimant pour toujours, n'apportent du trouble dans l'action de l'estomac qui s'était, pour ainsi dire, fait à ce dégorgement habituel.

Enfin je dirai un mot, pour être complet, de la migraine considérée comme métastase d'une autre maladie. Je n'en ai vu aucun exemple ; cependant je pense qu'il n'est pas impossible qu'on en ait observé. Wepfer parle d'un homme qui dès son enfance avait été sujet à des vertiges journaliers, et qui en ayant été guéri à l'âge de 38 ans, fut presque immédiatement après attaqué de la migraine. Dans ce cas, si l'affection qui succéda fut une véritable migraine, ce dont je doute, ce fut un changement heureux, car une migraine, quelque vive qu'elle puisse être, n'a pas les fâcheux résultats que peuvent souvent entraîner les vertiges.

On trouve aussi dans l'histoire des maladies de Breslau, l'observation d'un homme qui, après s'être fait passer des douleurs de goutte, éprouva à la suite, des maux de tête *indicibles* accompagnés de symptômes tellement intenses, que je suis porté à penser que c'était une affection plus grave qu'une migraine réelle. (Voy. *Hist. morb. Wratislaw*, p. 5o.)

CHAPITRE VI.

Maladies pouvant être confondues avec la migraine.

La confusion que j'ai démontré, dans le premier chapitre de ce travail, exister au sujet de la migraine, a trop nui à l'histoire de cette maladie pour que je ne cherche pas à bien la différencier de toutes les douleurs qui pourraient avoir leur siége à la tête, et que, sur cet unique indice, on serait tenté d'assimiler à la migraine. Dès qu'un mal de tête est un peu intense, les gens du monde, et surtout les femmes, ont l'habitude de dire qu'elles ont la migraine; mais ce mot n'est pas toujours justement appliqué.

Des douleurs de tête continues, ou revenant à des intervalles plus ou moins éloignés, accompagnés de malaise, de gastralgie, et liés à un écoulement leucorrhoïque, peuvent être prises pour des migraines, mais s'en distinguent facilement en ce que les douleurs, bien moins fortes, sont ordinairement continues, ou, si elles ne le sont pas, il n'y a jamais entre les intervalles cet état de calme, et pour ainsi dire de bien-être, qu'on éprouve lorsque l'accès est complètement passé ; les douleurs d'estomac que la malade ressent sont plus vives, plus poignantes que dans la migraine ; ce n'est pas ce profond dégoût , ces nausées suivies de vomissemens ; cette horreur de la lumière et du bruit, cette disposition au sommeil qu'on remarque dans la migraine, n'existent pas non plus.

L'hystérie produit des douleurs de tête souvent atroces, et qui ont quelques rapports avec celles de la migraine par leur intensité et leur siége tout-à-fait limité. Ce qui peut encore contribuer à les faire confondre avec la migraine, c'est qu'elles peuvent occasionner quelquefois, dit Sydenham , des vomissemens *énormes ;* ce qui distingue ces deux affections, c'est 1° la durée des douleurs de tête qui dans l'hystérie sont très-variables : Tissot en a vu durer 7 ou 8 jours, et d'autres seulement quelques minutes; ce qui n'arrive jamais dans la migraine; 2° les symptômes généraux que nous avons énumérés ne se retrouvent pas dans ce cas ; et enfin , en interrogeant la malade , et en apprenant qu'elle est sujette à des attaques d'hystérie , on pourra facilement distinguer ce qu'on a nommé *le clou hystérique* de la véritable migraine.

Les hypocondriaques, les épileptiques, les individus affectés de chorée, les cataleptiques, etc., éprouvent souvent des douleurs de tête intolérables qui sont des symptômes de ces diverses affections, et non des migraines essentielles.

Les affections inflammatoires ou organiques des os du crâne, du cerveau ou de ses membranes, s'accompagnent le plus souvent de douleurs de tête insupportables qui ont quelquefois été prises pour des migraines. A l'ouverture du crâne on a trouvé des lésions variables, et on les a expliquées par la persistance des migraines, tandis qu'il était, ce me semble, plus rationnel et plus conforme à l'observation d'admettre que ces douleurs n'étaient pas des migraines, mais qu'elles étaient déterminées par les altérations pathologiques qu'on trouvait à l'ouverture du corps.

Le coryza, surtout lorsqu'il est intense, produit dans la région des sinus frontaux des douleurs très-vives qui ont été confondues avec les douleurs de la migraine par quelques auteurs, et en particulier par Sauvages et M. Deschamps ; mais les symptômes qui se rattachent au coryza sont si tranchés qu'il sera facile de voir que ces douleurs sont dues à une affection bien différente de celle dont nous traitons ici.

Je ne ferai que signaler les accès de fièvre inflammatoire, et surtout ceux de fièvre intermittente qui sont toujours accompagnés de douleurs de tête souvent très-fortes. Lorsque le mouvement fébrile est peu intense, et que la céphalalgie est le symptôme prédominant, on pourra être induit en erreur et diagnostiquer une migraine intermittente ; mais en examinant avec attention l'état du pouls et l'absence des nausées, des vomissemens, de cette horreur de la lumière et des odeurs, en interrogeant le malade sur la nature de sa douleur, en sachant qu'il n'est pas ordinairement sujet à ce genre de souffrances, on pourra facilement se préserver d'une erreur qui du reste pour le traitement, n'aurait aucun inconvénient.

Des douleurs syphilitiques peuvent se manifester à la tête, paraître à certains intervalles et simuler des accès de migraine ; mais quoiqu'elles soient souvent très-intenses, elles ne déterminent pas les accidens qu'on remarque dans les migraines, et peuvent facilement en être distinguées pour peu qu'on examine avec attention.

Enfin des douleurs rhumatismales, névralgiques, ou produites par la carie d'une dent, peuvent envahir un point de la tête et faire croire à l'existence d'une migraine ; mais les personnes qui ont éprouvé des migraines savent bien distinguer le genre tout particulier de douleurs produites par cette maladie d'avec celles qui résultent des causes dont je viens de parler ; et, quant à celles qui n'y sont pas sujettes, elles peuvent quelquefois les rapporter à des migraines ; mais le médecin ne s'y laissera pas tromper en constatant, qu'à part les douleurs siégeant à la tête, la plupart des symptômes que nous avons énumérés comme caractérisant la migraine, manquent complètement.

CHAPITRE VII.

Pronostic.

Il résulte de tout ce qui précède que je ne regarde pas la migraine comme une maladie dangereuse. Les accès qui la constituent peuvent bien déterminer momentanément dans toute l'économie des troubles quelquefois assez graves ; mais dans l'immense majorité des cas, ces retentissemens nerveux dont j'ai parlé plus haut, n'ont pas lieu, et l'accès de migraine est une crise toujours douloureuse, mais qui n'entraîne aucun danger ; j'ai vu même des personnes se trouver réellement mieux le lendemain de leur migraine. Cependant si les accès se répétaient fréquemment, s'ils duraient pendant long-temps, si les douleurs étaient très-violentes, si le malade n'appellait jamais aucun secours pour chercher à diminuer l'intensité de tous les symptômes, il pourrait, après un temps plus ou moins long, éprouver quelques accidens. Ainsi plusieurs médecins ont observé (et j'ai eu l'occasion de faire cette remarque) que la place du crâne, qui était ordinairement le siége des douleurs hémicraniques, se couvrait de cheveux blancs, et que la tête finissait par éprouver une sorte de faiblesse et de vacuité qui ne permettait plus au malade de s'occuper d'une manière suivie et sérieuse. Si les douleurs ont ordinairement leur siége dans un œil, il peut finir par s'affaiblir et devenir tout-à-fait nul et même gênant pour la vision. Enfin j'ajouterai, et cette considération doit paraître importante pour les femmes, qu'une migraine un peu intense et dont les accès sont assez fréquens, peut finir par altérer les traits comme dans l'observation que j'ai citée, ou sinon enlever cette fraîcheur qui fait ressortir la beauté et qui prête des charmes aux figures moins régulières. Ce n'est donc pas une maladie qu'on doive sous aucun point de vue négliger et laisser passer inaperçue ; il faut chercher à s'en délivrer ou du moins à diminuer la fréquence et l'intensité des accès. Avant d'aborder cette dernière partie de mon travail, je dois entrer dans l'examen des causes de la migraine que j'ai cru devoir rejeter à cette place, parce que je pense que pour un sujet tel que la migraine, sujet sur lequel

tout le monde ne s'entend pas, il est plus rationnel et plus philosophique de n'aborder
les causes qu'après avoir bien déterminé,
bien spécifié par la description, le sujet que
l'on veut traiter; de sorte que les causes dont
on parle ne se rapportent qu'à la maladie
qu'on a examinée et non à celles que d'autres
auteurs ont décrites sous le même nom.

CHAPITRE VIII.

Causes de la migraine.

Les causes de la migraine peuvent être
divisées en celles qui prédisposent un individu à en être attaqué pour la première fois,
et en celles qui provoquent ou ramènent les
accès lorsqu'une fois la migraine s'est pour
ainsi dire impatronisée chez le malade.

Les premières, qu'on peut appeler *pré-
disposantes*, sont assez difficiles à déterminer; cependant quelques-unes ont été bien
constatées.

Ainsi l'hérédité est en première ligne. Il
existe une foule d'observations qui tendent à

prouver ce fait, qui avait été reconnu depuis long-temps et qu'une foule d'observations ultérieures a confirmé.

Les femmes sont plus prédisposées que les hommes aux migraines. La prédominance du système nerveux chez elles, les troubles qui peuvent survenir dans leur menstruation, les émotions vives qu'elles ressentent, les fleurs blanches auxquelles elles sont souvent sujettes et qui amènent du dérangement dans leurs fonctions digestives, peuvent contribuer à faire développer cette maladie. L'habitation des villes, la vie qu'on y mène contribuent certainement beaucoup à rendre les migraines plus fréquentes ; ce serait cependant une erreur que de croire que l'habitant des campagnes en soit préservé ; n'ont-ils pas leurs travaux souvent exténuans, leurs plaisirs qui se tournent si souvent en débauche, cette alimentation malsaine, qui peuvent contribuer à déranger leurs fonctions digestives et les exposer à la maladie dont il est ici question.

Chez les individus sanguins habitués à des hémorragies nasales, il peut survenir des migraines qui sont alors causées par la pléthore. Mais ces cas sont excessivement rares ;

la plupart du temps ce sont de simples céphalalgies qui se déclarent dans ce cas.

Bonnet cite un cas que lui avait communiqué Maurice Hoffmann qui l'avait observé sur
lui-même, et qui prouve que la migraine
peut survenir à la suite d'une lésion exté-
rieure. Voici l'observation en entier : Maurice Hoffmann, né avec un tempérament bilieux, fit dans une course, vers l'âge de 4 ou
5 ans, une chûte sur l'arcade sourcilière
droite. La cicatrice qui résulta de cette plaie
fut considérable; depuis cette époque jusqu'à
la puberté, il fut tourmenté à des intervalles
plus ou moins éloignés par des migraines intolérables qui occupaient la partie droite de
la tête, et qui ne le laissaient en repos que
lorsqu'il était survenu des vomissemens bilieux ou une hémorragie nasale. C'est même,
à ce qu'il dit, ce qui le détermina à étudier
la médecine, afin de pouvoir soulager cette
infirmité et celle des autres. Il parvint à s'en
débarrasser en changeant son habitation qui
était malsaine, en suivant un régime sévère ;
il s'abstint de vin, de liqueurs alcooliques, etc.,
et la disparition de cet accès ne lui occasiona
dans la suite aucun accident.

Voici un cas où la migraine semble être née

à la suite d'un coup sur la région sourcilière. Je crois que ces exemples sont fort rares.

Enfin la migraine survient bien souvent sans cause appréciable connue ; nous sommes forcés d'avouer, nous à qui l'on demande toujours le pourquoi et le comment, que c'est l'effet d'une idiosyncrasie, d'une prédisposition particulière, etc., c'est-à-dire que nous n'en savons rien ; en effet, il est toujours un point, dans l'histoire des sciences, passé lequel nous ne pouvons former que des hypothèses, ou nous contenter de la réponse des médecins de Molière lorsqu'on leur demande pourquoi l'opium fait dormir.

Maintenant examinons avec plus de soin les causes qui peuvent ramener les accès chez les personnes qui sont sujettes à la migraine. Sous ce point de vue nous marcherons avec plus de certitude, car nous ne nous appuierons que sur des faits bien observés.

Une des causes les plus fréquentes du retour des accès de migraine est sans contredit les troubles de l'estomac. Cette cause, qui avait été bien reconnue par Cœlius Aurelianus et Alexandre de Tralles, a été confirmée par l'expérience d'un grand nombre de médecins.

Haller avait fait cette remarque sur plusieurs malades et en particulier sur lui-même. Il avait, dans sa jeunesse, l'estomac mauvais, et éprouvait à chaque dérangement des migraines violentes. Ayant remarqué que l'usage du vin contribuait à produire ces troubles dans l'appareil digestif, il y renonça, et vit son estomac se rétablir; par la suite il perdit ses migraines sans qu'il en résultât aucun fâcheux accident.

Willis cite plusieurs observations dans lesquelles les accès survenaient toujours lorsque l'estomac était dérangé; entre autres celle d'une femme chez qui la migraine était héréditaire, et qui la veille de l'accès avait toujours une faim désordonnée. Elle soupait très-abondamment, et le lendemain matin elle était certaine de se réveiller avec une violente migraine, qui était toujours suivie d'un vomissement de matières liquides extrêmement aigres ou quelquefois très-amères.

Tissot parle, dans son mémoire, d'une foule d'observations semblables, et il en avait été tellement frappé qu'il n'admettait que cette cause comme déterminant des migraines. J'ai eu l'occasion de faire souvent la même remarque. Lorsque l'estomac est dans un état de plénitude extrême et qu'il y a imminence d'indigestion, ou lorsque ce viscère est dans un état de souffrance causée par une faim qu'on a trop tardé à satisfaire, la migraine survient très-fréquemment. On la voit aussi se développer lorsqu'une émotion vive, une peur ou toute autre cause du même genre vient arrêter le travail de la digestion. Ce n'est pas, comme on l'a dit, lorsque l'estomac est enflammé qu'on voit survenir la migraine; c'est alors une céphalalgie qui survient quelquefois suivie de vomissemens, par suite de l'état inflammatoire de l'estomac, mais différant entièrement de la véritable migraine par la nature des douleurs de la tête qui, bien que très-vives, ne sont pas les mêmes, par l'absence des symptômes généraux appartenant à cette affection, et enfin parce qu'elle n'existe pas sous la forme d'accès, forme qui est un des caractères distinctifs de la migraine.

Les fortes contentions d'esprit, les travaux prolongés poussés à l'extrême peuvent, chez une personne sujette aux migraines, en provoquer un accès; c'est ce qui a fait dire vulgairement que la migraine était la maladie des beaux esprits. Ce proverbe, qui dans quelques cas peut se trouver juste, souvent peut recevoir de bien grands démentis. Les fortes émotions de l'ame, telles que la colère, la jalousie, etc., peuvent encore amener le retour de cette maladie. Il existe une observation d'un homme qui toutes les fois qu'il se mettait en colère était sûr d'avoir un accès de migraine.

M. Piorry, dans l'espèce qu'il a décrite, pense que tout ce qui contribue à troubler ou fatiguer la vision, lorsque l'estomac est dans un état particulier de trouble ou de souffrance, peut ramener un accès.

Il cite à l'appui de son opinion un fait que je préfère donner tel qu'il le rapporte, afin qu'on puisse mieux juger de sa valeur :

« Un médecin éprouvait fréquemment
« cette affection en faisant à deux heures
« une leçon de médecine. Il avait l'habitude
« de déjeûner à une heure, de lire les notes
« écrites dans un caractère très-fin en se ren-
« dant à l'amphithéâtre. Il cesse de faire
« cette lecture pendant huit jours, il n'a pas
« la migraine; le neuvième il relit ses notes,
« l'hémicranie reparaît. Il est un mois sans
« se livrer à cette étude, et pendant un mois
« il n'a pas cette affection, qui revient le jour

« où il recommence comme par le passé.
« Depuis il en a fait une multitude de fois
« l'expérience, et il lui suffit de lire quelques
« lignes au moment de la digestion stomacale
« pour déterminer la névrose qui fait le sujet
« de ce mémoire. »

A la suite de cette observation, M. Piorry en cite une autre dans laquelle une simple fatigue des yeux produite par des verres de lunettes probablement trop forts avait suffi pour déterminer une migraine.

Enfin, pour terminer ce chapitre, il faut ajouter, comme nous l'avons déjà constaté plus haut, que le retour de l'époque des règles suffit chez beaucoup de femmes pour ramener les accès ; chez d'autres un retard, une suppression, une irrégularité quelconque dans cet écoulement suffit pour les provoquer.

CHAPITRE IX.

Considérations sur la nature et le siége de la migraine.

Arrivés au point où nous en sommes de l'histoire de la migraine, nous devons nous demander quelle est la nature de cette maladie, quel est son siége, son point de départ, en un mot ce que c'est que la migraine. D'après tout ce qui précède, il est naturel de penser que cette affection est constamment la même sous le point de vue de sa nature intime, c'est-à-dire que c'est un trouble dans l'innervation d'un ou plusieurs organes liés sympathiquement les uns aux autres. Maintenant son point de départ premier peut-il varier? Est-ce toujours l'estomac qui est le premier affecté? Est-ce toujours lui qui va porter le trouble qu'il ressent dans un autre organe? C'est une question qu'il est important d'examiner.

Tissot, comme nous l'avons déjà dit, appuyait positivement cette assertion, et il pensait ainsi rendre compte de tous les cas qu'il avait observés; je me permets de ne pas partager complètement son opinion, je l'admets bien comme vraie, je pense même que dans la grande majorité des cas, c'est le trouble de l'estomac qui est la cause première de la migraine, mais je crois qu'il n'en est pas constamment ainsi, et qu'un grand nombre de faits sont de nature à justifier cette opinion. Ainsi il me paraît plus rationnel d'admettre que l'estomac est dans quelques cas, tout-à-fait secondaire ; que, puisqu'un trouble de ce viscère vient sympathiquement en produire un dans les fonctions de certains nerfs de la tête, ces mêmes nerfs peuvent être aussi primitivement troublés et agir secondairement sur l'estomac par ce même lien commun qui enchaîne ces deux organes l'un à l'autre ; bien plus même, dans quelques cas il peut arriver que ce trouble dans les fonctions des nerfs de la tête soit lui-même produit par l'influence sympathique d'un organe autre que l'estomac, et que ce dernier viscère ne soit plus influencé, si l'on peut ainsi dire, que d'une manière tout-à-fait *tertiaire*. Je m'explique, et je vais donner des exemples pour chacun de ces cas.

Lorsque la migraine survient à la suite d'un excès de table, lorsque l'estomac est dans un état de plénitude exagérée, et dans les cas plus fréquens peut-être où elle est la suite d'un jeûne trop prolongé, sans qu'elle soit précédée par aucun trouble dans la vision, j'admets que l'estomac est primitivement affecté; tels sont les cas, à mon avis, les plus fréquens, mais ce n'est pas toujours ainsi que cela se passe.

Ainsi par exemple dans le cas cité de Maurice Hoffman qui, à l'âge de cinq ans, fait une chûte sur la région sourcilière et qui depuis ce moment, sans avoir eu l'estomac affecté, est sujet à des accès de migraine, je pense que l'estomac n'est pas primitivement malade. Dans tous les cas, rares à la vérité, mais dont j'ai eu pour ma part quelques exemples authentiques, où la migraine est produite par une trop grande quantité de sang porté au cerveau, dans cette migraine où la face est rouge et gonflée, le pouls dur, etc., la tête est ici bien certainement affectée en premier lieu, et ne transmet que secondairement son trouble à l'estomac.

Dans l'espèce de migraine décrite par M. Piorry, et dans laquelle les premiers symptômes partent de l'œil et sont évidemment le résultat d'un trouble dans l'innervation de cet organe, avant même l'apparition d'aucune douleur de tête et d'aucun malaise stomacal, il me semble naturel de conclure que l'estomac est encore influencé secondairement.

Enfin, dans les cas où les migraines surviennent à l'approche ou à l'occasion des menstrues, dans les dérangemens de la lactation, dans tous les troubles enfin qui ont rapport aux fonctions de l'utérus, c'est incontestablement de cet organe que part le premier trouble, c'est de là qu'il va retentir dans les nerfs de la tête qui produisent les douleurs hémicraniques, et c'est de là qu'il vient aboutir à l'estomac par les liens sympathiques qui joignent la tête et ce viscère. On pourra objecter à cette explication qu'il est impossible d'affirmer que le trouble de l'utérus arrive d'abord à la tête au lieu de se porter à l'estomac; que comme ces deux organes souffrent ensemble, on ne peut positivement assurer que l'un soit influencé avant l'autre. Il existe cependant des raisons pour appuyer l'opinion que j'ai adoptée, mais je n'entrerai pas dans les développemens qu'elles exigeraient parce qu'ils me mèneraient trop loin, et que d'ailleurs ce fait n'a aucune importance pour le traitement, pourvu qu'il soit bien constaté que dans ces cas l'utérus est la cause première, et que l'estomac n'est influencé que secondairement d'une manière plus ou moins immédiate.

Toutes ces considérations n'ont pas pour but de faire prévaloir telle ou telle idée physiologique, mais elles ont une utilité pratique de la plus haute importance, car on conçoit qu'une fois bien déterminé, ce sera spécialement sur l'organe primitivement affecté qu'il faudra porter toute son attention, et nous verrons que nous retirerons de ces données un grand avantage à l'article du traitement.

Ainsi d'après les causes qui leur donnent naissance j'établirai quatre variétés de migraine qui sont : la *migraine stomacale*, sans comparaison la plus fréquente de toutes; la *migraine irienne* ou *ophtalmique* décrite par M. Piorry; la *migraine utérine* et la *migraine pléthorique*.

Dans ces quatre genres distincts, les symptômes de cette affection se rencontrent, à quelques différences près ; nous les avons signalées plus haut, il est donc inutile de revenir ici sur ce point.

Quant aux sympathies que j'admets entre

les différens organes que je regarde comme point de départ de la migraine ; je ne pense pas qu'on puisse les contester, lorsqu'on reconnaît un consensus existant entre l'estomac et certains nerfs de la tête, il me parait permis d'avancer qu'il peut également exister entre ces nerfs et l'estomac, entre l'utérus et ces mêmes rameaux nerveux. Je ne puis me prononcer d'une manière tout-à-fait positive sur la désignation des nerfs qui causent les douleurs hémicraniques. Tissot, comme je l'ai dit, pensait qu'elles étaient dues aux rameaux du nerf sus-orbitaire ; s'il m'était permis d'avancer une opinion, je donnerais une extension à celle de Tissot en établissant qu'elles partent du nerf ophthalmique (1) en entier. Plusieurs faits viennent appuyer cette opinion et la rendre extrêmement probable, sans rapporter ceux que j'ai déjà cités, et qui ont seulement rapport au nerf sus-orbitaire (2), j'ai une observation qui m'est personnelle, et qui m'avait fait penser, avant de connaître le mémoire de Tissot, que le nerf

(1) Nerf qui donne des ramifications à l'œil, au front et au nez.

(2) Branche du nerf ophthalmique.

sus-orbitaire pouvait être cause de ces douleurs atroces. Je reçus un jour, en tombant contre l'angle d'un meuble, un coup très-violent qui porta sur l'arcade sourcilière, sur le point même où passe le rameau externe du nerf frontal (1). La douleur fut très-vive, elle se calma bientôt peu à peu, et le lendemain je me sentis pris par des douleurs semblables à celles de la migraine ; mais elles existèrent seules ; je n'éprouvai pas ce malaise extrême qui les accompagne ordinairement, et dont la réunion constitue la migraine ; ces douleurs durèrent ainsi plusieurs jours, puis finirent par se calmer.

Quelques mois après, par une malencontre extrême, un accident pareil m'arriva, et le même endroit fut encore contus, mais à un moindre degré ; les douleurs hémicraniques que j'avais éprouvées la première fois reparurent encore, et toujours sans que l'estomac y participât. Je pensai alors que le nerf frontal était le point de départ des douleurs de tête. Cependant plus tard j'ai été forcé de modifier mon opinion et d'admettre, pour expliquer tous les symptômes qui se

(1) Nerf que Tissot appelle sus-orbitaire.

passent du côté de la tête, que le retentisse-
ment ne se bornait pas à ce rameau séparé, et
qu'il s'étendait plus loin ; car les douleurs
profondes de l'œil, les troubles différens
éprouvés dans la vision, le larmoiement
qu'on éprouve quelquefois, la douleur qui
quelquefois existe dans les sinus frontaux,
le sentiment d'ardeur et quelques autres
symptômes qui surviennent du côté des
fosses nasales, doivent faire penser que le
nerf ophthalmique tout entier est troublé
dans son mode d'innervation.

CHAPITRE X.

Traitement.

Il est peu de maladies pour lesquelles on
ait proposé des traitemens plus nombreux et
plus différens que la migraine, et cette mul-
tiplicité de moyens proposés est facile à
comprendre si l'on considère que d'une part
tous ceux qui ont écrit sur ce sujet, et qui

ont proposé des traitemens, ne s'entendaient pas sur ce qu'ils appellaient migraines, et qu'ils parlaient ainsi de maladies souvent très-différentes; et de l'autre, que la migraine bien reconnue et bien véritable étant une affection très-difficile à guérir, on a sans cesse proposé, pour y remédier, des moyens nouveaux, ceux qui avaient déjà été employés n'ayant pas eu un grand succès.

On doit considérer le traitement de la migraine sous plusieurs aspects différens : celui qui a pour but de la guérir complètement, radicalement sans qu'elle reparaisse ; en second lieu, celui qui se borne à éloigner les accès, à les rendre moins fréquens, et enfin celui qui cherche à soulager ou à faire avorter l'accès quand il est une fois survenu.

Traitement curatif. — Les nombreuses formules qui nous ont été transmises par les anciens pour guérir la migraine sont un amas confus de topiques plus ou moins irritans qu'on appliquait sur la tête, ou dont on frottait les narines. Il serait, je crois, fastidieux de citer ici quelques - unes de ces formules qui n'avaient pas toujours le mérite d'être innocentes, et dans lesquelles la thérapeutique bizarre de ces temps se mêlait à la plus absurde superstition. Je renvoie ceux qui seront curieux de ces détails, qui sont dans certains cas assez extraordinaires, à une liste nombreuse de médicamens infaillibles et admirables donnée par Nicolas Myrepsus dans son *Index remediorum*. (Section xx, chap. ix jusqu'au xxiii°.)

Arétée cependant avait prescrit un traitement qui paraît applicable en ordonnant de faire vomir. Albucasis, Fabrice de Hilden, ont fait subir à leurs malades des cautérisations toujours fort douloureuses sans obtenir de grands succès, et d'ailleurs il est peu de malades, lors même que l'efficacité de ce moyen serait démontrée, qui consentissent à le supporter pour se délivrer d'une infirmité douloureuse, il est vrai, mais à laquelle ils sont, pour ainsi dire, accoutumés ; enfin l'observation que j'ai citée plus haut, de cette femme qui fut guérie à la suite d'une brûlure occasionnée par le feu d'une bougie, qui prit à son bonnet, ne prouve nullement en faveur de la brûlure, car on peut très-bien expliquer la guérison par l'effet moral causé par la terreur que devait produire un pareil accident.

Van Swieten, Tissot, disent avoir guéri des

migraines, mais ils entendent par là en avoir éloigné les accès ou diminué l'intensité ; mais nulle part je n'ai vu tel médicament, tel traitement même guérir infailliblement la migraine. Je ferai cependant une exception dans le cas où la migraine serait franchement périodique et intermittente. Dans ce cas, qui s'est peu fréquemment présenté d'une manière authentique, le sulfate de quinine serait applicable, et ce remède, mal nommé fébrifuge et qui doit être plus largement appelé anti-périodique, anti-intermittent, serait applicable dans cette circonstance.

Morgagni, dans l'observation déjà citée, Tissot, Baillou, affirment avoir réussi à guérir des migraines en provoquant des sueurs abondantes ; ce moyen, qui me semble sans inconvénient, pourra aussi être tenté, mais j'ai quelquefois employé sans obtenir l'effet que ces auteurs lui attribuent.

L'indication essentielle première qui peut éloigner, affaiblir les accès, et même dans quelques cas les faire disparaître pour jamais, c'est le régime, c'est l'hygiène appropriés à cette maladie, et que doit observer toute personne qui a le malheur d'y être sujette. J'entrerai plus bas dans tous les détails que ré-

clame cette importante question. C'est là que
le malade devra chercher ses moyens les plus
assurés de traitement curatif.

Traitement prophylactique. — Je donne
ce nom aux moyens employés pour éloigner
et même pour faire disparaître dans quelques
cas heureux les accès de migraine. Dans la
variété qui domine toutes les autres et qui est
incontestablement la plus fréquente, tous les
soins, tous les moyens doivent être dirigés
du côté de l'estomac; mais les dérangemens
de ce viscère sont eux-mêmes de natures si
variées qu'il faut, pour ainsi dire, des traitemens différens pour chaque cas particulier.
Ainsi lorsque la migraine est causée par une
mauvaise disposition première de l'estomac
qui se charge de temps en temps de matières
bilieuses ou acides, état qui est annoncé par
la couleur jaunâtre de la face, par des éructations plus ou moins aigres, on a vu souvent
des vomitifs légers répétés de temps en temps
empêcher l'accès de paraître, et même il ne
se remontrait que lorsque cette précaution
avait été négligée. L'usage prolongé et même
habituel des amers est aussi, dans cette circonstance, d'une extrême utilité.

Dans ce cas particulier, l'accès de migraine est une crise souvent nécessaire, qui détermine l'expulsion des matières contenues dans l'estomac; son effet est salutaire, l'accès passé, le malade se trouve mieux qu'auparavant; mais cette crise peut et doit être évitée, s'il est possible, et en lui enlevant la cause qui la produit, dès-lors elle ne peut plus et même elle n'a plus, pour ainsi dire, besoin de paraître.

Lorsque la migraine tient à une trop grande irritabilité de l'estomac, c'est principalement dans le régime que la médecine puise ses plus puissans moyens de traitement. Arétée avait donné sur ce point un précepte fort sage en disant que la diète devait être très-légère, et qu'il fallait ne boire que de l'eau, *ce qui est plus utile qu'aucun remède.*

Ainsi le régime consistera en nourriture très-légère, composée de viandes blanches, telles que le poulet, le veau ou quelques poissons, en légumes frais et verts, et pour boisson, de l'eau faiblement rougie, si le malade ne peut supporter l'eau pure; il s'abstiendra de toute viande noire, en un mot de tous les alimens excitans et âcres et de tous les farineux de difficile digestion.

Si la migraine est la suite d'une trop grande plénitude de l'estomac, et que le malade sache que c'est ordinairement dans ces cas que l'accès a coutume de paraître, il devra être en garde contre toute espèce d'excès, car c'est surtout dans ce cas que les migraines sont cruelles et nuisent à l'économie ; car à la douleur produite par cette affection se joindra tout le trouble et toute la fatigue qui résulte de l'indigestion. La migraine survient aussi très-souvent lorsqu'on laisse souffrir l'estomac par un jeûne prolongé, lorsque entre le moment du lever et l'heure du déjeûner il se passe un trop long intervalle, et que l'estomac *crie*, comme on dit vulgairement, dans ces cas, la précaution à prendre pour éviter l'accès est bien simple : il suffit de régler ses repas de manière à ne jamais se trouver dans une position semblable; et si, par cas fortuit, on est obligé d'attendre, de prendre quelque aliment qui suffira pour empêcher ce trouble particulier de l'estomac de survenir. Tissot cite le cas d'un homme qui s'est guéri de ses accès en tenant toujours du pain *dans sa poche* et en en mangeant lorsqu'il commençait à sentir quelques rongemens d'estomac. Je me citerai aussi comme preuve à l'appui de cette assertion. La migraine à laquelle je suis sujet depuis mon enfance, se déclare presque toujours le matin, lorsque étant à jeun et sentant déjà quelque tiraillement d'estomac, j'occupe péniblement mes yeux soit à écrire, à lire ou à fixer quelque vive clarté. Il faut nécessairement que ces deux circonstances soient réunies chez moi pour que la migraine se déclare. Ayant fait cette remarque, je m'en suis préservé pendant long-temps en prenant tous les matins, en me levant, une tasse de thé au lait qui remplissait mon estomac et l'empêchait de souffrir jusqu'au moment du déjeûner. Plus tard j'ai négligé ce moyen, et les migraines ont reparu aussi fortes qu'auparavant.

Dans la migraine ophthalmique, c'est encore la plupart du temps au trouble de l'estomac qu'il faut encore avoir égard; car, quoique nous ayons établi que le point de départ de la migraine était, pour ce cas particulier, dans les nerfs de la vision, l'estomac y participe, lorsque lui-même est déjà dans un état de dérangement marqué; aussi tout ce que j'ai dit précédemment peut déjà, sous ce rapport, s'appliquer à cette espèce de migraine. Je dois seulement ajouter que les personnes sujettes à ce genre particulier d'accès doivent en outre bien prendre garde de ne pas se fatiguer les yeux par un travail continu, à ne pas fixer une lumière vive ou même l'éclat du jour lorsque leur estomac est dans un état de souffrance ou de plénitude; elles auront soin de n'entreprendre aucun travail et de rester dans un repos complet des yeux, dans une parfaite tranquillité d'esprit.

Dans la migraine utérine, ce sera spécialement le dérangement ou l'état particulier de la matrice qui devra appeler l'attention. Ainsi lorsque les migraines se déclareront avant l'époque des règles, celles-ci survenant avec difficulté, on devra faciliter ou provoquer leur écoulement au moyen de pédiluves sinapisés, de ventouses sèches et de frictions à la partie supérieure et interne des cuisses, et même de quelques sangsues appliquées dans les environs des grandes lèvres.

Lorsque l'accès surviendra habituellement à cette époque et qu'il pourra être attribué au peu d'abondance de l'écoulement menstruel, on devra chercher à l'augmenter au moyen de quelques lavemens d'armoise donnés plusieurs jours avant qu'il ne se déclare, par l'usage habituel de bains de pied ou de bains de siége, et par l'administration de bols composés d'extraits de valériane et de sous-carbonate de fer. Ce traitement m'a bien souvent réussi pour éloigner des migraines survenant dans des circonstances de ce genre.

Enfin, dans les cas où l'accès de migraine survient au moment des régles, lorsque celles-ci apparaissent réguliérement, sans se faire attendre et assez abondantes, il est probablement dû au trouble nerveux qui existe ordinairement à cette époque, dans laquelle la matrice, quoique exécutant un acte normal, se trouve dans un état particulier dont l'effet retentit dans toute l'économie. C'est alors que la série des médicamens dits anti-spamodiques peut être employée; l'opium, sous toutes les formes, a été mis en usage; mais, dans ce cas, c'est ordinairement lorsque les premières douleurs se font sentir qu'on emploie des moyens actifs; j'en traiterai à l'article du traitement palliatif. Tout ce qui reste à faire comme moyen préservatif, c'est de chercher à calmer cette vive irritation nerveuse par des bains tièdes répétés et par tous les moyens que l'hygiène fournit et dont je reparlerai dans un article séparé.

Dans la migraine pléthorique, le traitement préservatif sera bien simple, tout ce qui aura pour but de diminuer la masse du sang ou de l'attirer loin de la tête, sera indiqué.

Ainsi une nourriture peu substantielle, la privation de café et de toute liqueur excitante, quelques saignées pratiquées de temps en temps et que l'on fait alterner avec des applications de sangsues à l'anus, des pédiluves irritans, composeront tout le traitement.

J'ai connu un jeune homme fort sujet à la migraine de ce genre, et qui partant pour aller habiter une campagne éloignée de tout secours, me demanda ce qu'il devait faire pour se préserver le plus possible de ses accès. Je lui prescrivis d'être sobre, de faire un exercice modéré et de prendre tous les soirs un bain de pied simple ; pendant les trois mois qu'il resta éloigné de Paris, il suivit ma prescription, et ne ressentit aucune attaque de son mal ordinaire.

Hygiène des personnes sujettes à la migraine. — C'est principalement dans l'observation des règles de l'hygiène, que le médecin devra chercher les plus efficaces ressources pour éloigner les accès de migraine, et il est malheureux que, pour ce cas, comme pour les autres maladies, ce genre de moyen soit le plus ordinairement tout-à-fait négligé.

L'atmosphère particulière dans laquelle vivra une personne sujette à la migraine n'est pas indifférente. Ainsi, dans le cas où il lui sera possible de la choisir, elle devra la préférer douce, tempérée, et cependant un peu vive. L'habitation dans un pays élevé est souvent avantageuse; il existe beaucoup d'observations de personnes malades dans la plaine, et qui n'éprouvaient aucun accès lorsqu'elles habitaient sur la montagne. Il convient aussi de ne pas s'exposer à un soleil ou à une lumière trop vive.

Les vêtemens ne doivent pas être serrés autour du corps; les femmes surtout éviteront de s'étrangler la taille dans des corsets où elles compriment tant d'organes importans. Les hommes, ceux surtout qui sont sujets à la migraine pléthorique, auront soin de ne pas porter de cravates trop serrées, qui pourraient gêner la circulation de la tête. Les pieds devront, dans toutes les saisons, être tenus chaudement. Wepfer voulait qu'on se fît raser la tête; je ne serai pas si sévère; mais je crois qu'il serait utile de ne pas porter une longue chevelure, qui charge et fatigue souvent beaucoup.

Sans exiger des femmes le sacrifice de leur coiffure, elles auront soin de ne pas la couvrir d'odeurs souvent très-agréables, mais toujours fortes, pénétrantes, et qui pourraient aider à l'apparition de l'accès.

Les repas devront être réglés, à heure fixe, et tellement disposés, qu'il n'existe pas un intervalle trop long entre chacun d'eux ; si l'on a l'habitude de souper, que ce repas soit peu substantiel. Quant au régime que les malades doivent observer, j'en ai déjà parlé plus haut ; j'ajouterai seulement ici que chaque personne consultera son estomac pour chercher parmi les alimens permis ceux qui sont le plus facilement digestibles. Ainsi le lait, par exemple, qui a été fort recommandé dans cette maladie, ne convient pas à toutes les personnes ; il faudra là-dessus faire des essais, et s'en tenir à ceux qui auront réussi.

Il existe plusieurs observations dans lesquelles l'eau froide en assez grande quantité paraît avoir amené la guérison. Cependant, en examinant la chose de plus près, on voit qu'à cette prescription était toujours jointe la recommandation d'une grande sobriété, et je crois que ce dernier point influait pour le moins autant dans le succès obtenu. Voici un exemple de ce genre :

Marmontel raconte qu'il était depuis sept ans tourmenté par des accès de migraine très douloureux, il avait consulté le médecin de la reine qui lui avait conseillé plusieurs moyens qui tous avaient échoué. Enfin un maréchal-ferrant des écuries de cette princesse, lui prescrivit de boire une grande quantité d'eau froide, mais surtout d'éviter les ragoûts, le vin pur, les liqueurs, le café, en un mot de vivre sobrement. Ce régime continué pendant long-temps eut un plein succès. Haller, je crois, parvint aussi à se guérir de la même manière. Linnée se délivra d'une migraine qui avait résisté à tous les remèdes, en buvant tous les matins à jeun une livre d'eau fraîche et en faisant de l'exercice avant le dîner. Je crois que dans ce cas l'exercice contribua aussi beaucoup à amener la disparition des accès.

L'usage du café doit être en général proscrit dans la plupart des cas. Cependant les personnes qui ont l'habitude d'en prendre peuvent difficilement s'en passer, et j'en con-

nais même une, qui est presque certaine
d'avoir un accès lorsqu'elle n'a pas pris de café
à son heure ordinaire.

Les promenades journalières à pied ou à
cheval, en voiture ; les voyages aux eaux,
dont un des plus grands avantages est le changement d'air, de régime, et l'idée de plaisir
qu'on y attache, pourront aussi être employés
avec avantage. Le malade aura soin de ne jamais se fatiguer l'esprit ou les yeux par un
travail minutieux et continu ; il tâchera de ne
pas courber la tête en lisant ou en écrivant,
enfin, il cherchera avec ménagement les dis-
tractions de tous les genres. Il aura soin d'é-
viter autant que possible tous les sentimens
violens, l'amour, la colère, la jalousie, la
haine, toutes les passions qui remuent l'ame
et produisent ces commotions fortes et profondes qui ébranlent toute l'économie.

Traitement palliatif. — Il me reste maintenant à examiner la marche qu'on doit sui-
vre lorsqu'une fois l'accès est déclaré ou seulement qu'il est annoncé par un des symptômes précurseurs que j'ai signalés plus haut.

Dans la migraine stomacale, comme dans
toutes les autres du reste, le malade doit
être couché dans une chambre tranquille dans

laquelle on laissera à peine entrer un demi-jour; une seule personne sera chargée de le soigner, sans cependant le tourmenter de ses soins; car la plupart du temps le malade est alors fort irritable, et préfère même une solitude complète; puis, dans l'espèce particulière qui nous occupe, le malade boira quelques tasses de thé très-léger qui faciliteront le vomissement, après lequel survient ordinairement un soulagement marqué. Le calme, le repos, et dans quelques cas deux pilules d'un demi-grain d'extrait d'opium prises à une heure de distance l'une de l'autre lorsque les douleurs sont intolérables, contribuent à amener le sommeil et à faire disparaître l'accès.

J'ai une observation qui m'est personnelle, et que je crois devoir citer ici pour qu'on puisse essayer le même moyen que moi lorsqu'on se trouvera dans une position semblable.

Il y a quatre ou cinq ans, voyageant avec mon père, qui était alors président des jurys médicaux, je me trouvai surpris sur la route de Nantes par les prodrômes qui m'annoncent la migraine d'une manière infaillible; nous avions encore deux lieues à parcourir avant d'arriver à la poste où je pouvais trouver quelques secours; mais, par une circonstance plus embarrassante, nous étions déjà fort en retard; nous devions arriver dans la soirée à Nantes, où nous étions attendus pour la session du jury qui allait s'ouvrir; il nous restait encore une vingtaine de lieues à faire, et il m'était impossible de continuer le voyage avec la migraine. Nous arrivâmes enfin à la poste; je savais que je ne pourrais y rester long-temps, car dans ce moment je n'avais réellement pas le temps d'être malade; je demandai qu'on me fit une légère infusion de thé; on m'apporta une eau légèrement jaunâtre et fade; après en avoir bu deux ou trois grandes tasses avec dégoût, je n'eus pas de peine à provoquer de suite quelques vomissemens à la suite desquels je m'assoupis quelque temps, et en moins de deux heures, l'accès qui durait ordinairement six ou sept heures, fut entièrement terminé. Depuis ce temps j'ai continué non à provoquer le vomissement, ce moyen répugne ordinairement trop, mais à l'aider en buvant plusieurs tasses de thé; et j'ai toujours éprouvé que lorsqu'il est survenu, l'intensité de la migraine était presque entièrement disparue. J'ai souvent réussi sur moi et sur plusieurs autres personnes, à faire presque complètement avorter l'accès en buvant quelques tasses de thé dès la première sensation de l'éblouissement, de sorte que les nausées ni les douleurs intenses qui les provoquent ne survenaient même pas; il ne restait qu'un état un peu douloureux de la tête, mais bien différent des atroces souffrances éprouvées ordinairement. Dans la variété qu'a traitée M. Piorry, il parle d'un moyen qu'il a plusieurs fois employé avec succès ; il consiste, après avoir placé le malade dans l'obscurité, à frictionner les paupières avec une dissolution syrupeuse d'extrait de belladone. La dose qu'il emploie varie d'un à quatre grains. Cet auteur fait observer qu'il ne faudrait pas qu'elle fût trop considérable à cause de l'extrême dilatation dont la pupille est le siége à la suite de ce moyen. Il affirme avoir complètement réussi dans tous les cas où il a mis en usage ce procédé. C'est au début de l'accès, lorsqu'il n'existe encore que l'éblouissement, que ce traitement a eu entre ses mains le plus de succès pour arrêter les autres symptômes. Cependant il cite un cas dans lequel, bien que la maladie eût déjà parcouru une partie de ses périodes, et qu'il y ait déjà eu des vomissemens, la belladone produisit un soulagement presque instantané.

Lorsque la migraine utérine se déclare malgré tous les soins qu'on a pris pour l'éviter, les moyens employés pour faciliter le vomissement, et tous ceux que j'ai rapportés à l'article du *Traitement préservatif*, pourront être aussi mis en usage, dans les cas où la migraine tiendrait au retard ou au peu d'abondance des règles; mais dans ceux où l'accès survient seulement à leur occasion, sans que celles-ci soient dérangées dans leur moment ou leur durée, ce qui m'a paru agir avec le plus d'efficacité dans ces cas particuliers ce sont les calmans, et parmi eux des compresses trempées dans une dissolution de cyanure de potassium (un grain par once d'eau) et appliquées sur les parties douloureuses de la tête. Ce traitement a eu un plein succès chez une femme que je soignais et qui souffrait depuis long-temps d'accès de migraine survenant à l'époque des menstrues, sans que celles-ci fussent en aucune manière dérangées.

Dans la migraine pléthorique, les mêmes moyens que j'ai signalés comme pouvant empêcher l'accès de paraître ou du moins en diminuer la fréquence et l'intensité, devront être mis en usage lorsqu'il sera survenu. Wepfer avait même conseillé d'ouvrir l'artère temporale. Je pense que dans quelques cas on pourra recourir à ce moyen, qui du reste n'a pas le danger que plusieurs personnes pourraient lui attribuer.

Je me suis abstenu, à l'article du traitement que je viens de terminer, de parler de quelques moyens qui ont été indistinctement appliqués à tous les genres de migraine, et même, à certaines époques, à toutes les maladies, mais n'en ayant jamais pu voir aucun exemple, je ne ferai ici que les relater pour mémoire sans y attacher aucune importance.

Sigaud de Lafond dit avoir vu plusieurs fois la migraine cesser en appliquant quelques momens le pôle sud d'un petit barreau aimanté sur la partie douloureuse de la tête, pendant que le visage du malade était tourné vers le nord; sans prétendre nullement infirmer l'autorité de cet observateur, je pense que ces essais auraient besoin d'être réitérés pour qu'ils pussent avoir une valeur bien positive.

Dans un temps qui n'est pas encore très éloigné de nous, on s'est beaucoup occupé d'acupuncture et on l'a appliquée à une foule de névralgies et même à de prétendues migraines. J'ai suivi avec soin les résultats de ce moyen, et je puis dire n'avoir jamais vu guérir de migraines réelles par ce procédé.

Enfin M. Deleuze a communiqué, dans une thèse soutenue en 1827, deux observations dans lesquelles il dit avoir soulagé des migraines, en magnétisant les personnes qui y étaient sujettes, mais il ajoute qu'à la suite de ce soulagement survinrent des douleurs très vives dans les membres. Je me permettrai de n'ajouter que peu de confiance à ces observations, dans lesquelles la maladie réputée soulagée n'est pas même décrite, de sorte qu'il est douteux que ce soit à une migraine qu'on ait eu affaire, et ensuite parce que la douleur dans les deux cas ne fut que déplacée et la migraine nullement guérie.

Sans me prononcer sur la question difficile du magnétisme animal, je me contenterai de dire que je n'ai pas encore vu, et que je préfère m'en tenir aux traitemens que j'ai indiqués, comme plus certains, comme ceux dont l'avantage m'est plus authentiquement démontré.

En terminant ce travail, je dois faire une

remarque importante. Il ressort nécessairement de tout ce qui précède que la migraine est une maladie que chacun ressent, pour ainsi dire, à sa manière, chaque
individu qui est sujet à cette infirmité a une
cause particulière qui a le pouvoir de ramener l'accès, un signe particulier qui lui indique qu'il va l'éprouver ; pour les symptômes, pareille diversité : tantôt les nausées
prédominent, tantôt ce sont les douleurs de
tête, chez l'un, tel phénomène manque, chez
l'autre, telle crise a toujours lieu. Ces légères
différences sont impossibles à énumérer puisqu'elle peuvent varier selon les personnes.
Ce sont donc les groupes principaux que j'ai
dû saisir ; ne pouvant noter toutes les nu-
ances infinies, toutes les individualités in-
nombrables qui, bien que se rattachant à la
même maladie, ne sont jamais identiquement
semblables entre elles.

FIN.